え、うちの子って、栄養失調だったの？

その不調は食事で改善し

梶の木内科医院院長
栄養療法実践医
梶 尚志

みらい PUBLISHING

はじめに

子どもたちが危ない！
あなたのお子さん、「栄養失調」かもしれません。

「あの子、まだ起きてこない！　今日もお休みするつもり!?」

「片頭痛がつらそう……。今日はテストなのに大丈夫かしら？」

「またお腹の調子が悪いみたい……。なんだか顔色も悪いのよね」


いったい、どうしたの？

一度、ちゃんと病院で診てもらった方がいいのかしら？


そんなふうに思いながらも、忙しい生活の中で、なんとなくそのままになっているご家庭があるかもしれません。

あるいは、病院の診察を受けて薬を飲んではいるものの、なかなか症状が良くならないという状況かもしれません。

あちこちの病院に連れて行って診察を受けてみても、子どもの不調の原因がはっきりわからないということは、実はよくあります。

あなたのお子さんのその体調不良は、実は、栄養が十分に摂れていない「**栄養失調**」の可能性があります。

通常の病院の診察では、そのことになかなか気づけません。

幸いこういった不調はないとしても、お子さんにこんなことを感じたことはありませんか？

それなりに勉強しているのに、なかなか成績が上がらない。

学校から帰ると「疲れた、疲れた」ばかり言っている。

いつもぼんやりしていて、忘れ物が多い。


え、それって、本人のやる気の問題でしょ？　もともとあの子、ちょっとだらしないところがあるし……、そんな声が聞こえてきそうです。


確かに、人にはそれぞれ特性があります。

ですが、こういったケースも、栄養失調が原因の可能性があります。

正常にはたらくためのエネルギーが足りず、脳が本来のはたらきができていない典型的な症状なのです。

少し考えてみてください。

からだは食事から摂った栄養素で動いていますよね。そのことは簡単にイメージできると思います。では、脳はどうでしょうか？　当たり前ですが、脳もからだの一部であり、栄養素で動いています。

勉強や部活にやる気がない子どもにイライラして、ついガミガミ叱ってしまう。そのせいで、なんだか最近、親子関係が難しくなってしまった――。そんなお悩みをよく聞きます。

でも、もしその症状が子どものやる気の問題ではなく、単に、からだに必要な栄養素が足りていないために起きているとしたら……？

子どもに小言を言う前に、まず、栄養失調を疑ってみてほしいのです。

近年、注目を集める栄養療法

私は岐阜県可児市で内科のクリニックを営み、栄養療法という治療法を実践しています。

栄養療法とは、正式には「分子整合栄養医学（オーソモレキュラー医学）」といいます。少し難しい言葉かもしれませんね。

簡単に言うと、栄養をしっかり摂って、**細胞からからだを元気にする治療法**のことです。あまり耳慣れないかもしれませんが、近年、医療の世界で注目されている治療法です。

私のクリニックには、年間約5万人の患者様がいらっしゃいます。これまで10年以上にわたって栄養療法を実践し、多くの患者様の体調不良を改善してきました。

なかでも不調に悩む女性がとても多く、そんな女性たちの悩みになんとか応えたいと思い、出版に至ったのが、前作「え、私って、栄養失調だったの？　その不調は病気でなく状態です！　内科医が本気で教える、薬より効く食事法」でした。

その本では、現代女性が陥っている栄養不足についてくわしく解説させていただきました。その反響の大きさは想像以上でした。

なかでも多かったのがこんな感想です。

「毎日の食事の大切さを忘れていたことに気づいた」
「タンパク質が全然摂れていないことを知って、ショックだった！」
「ビタミンがどうしてそんなに大事なのか、やっと理解できた」

多くの方がすぐに実践してくださったようで、悩める女性のみなさんが食事を見直す、そのきっかけとなれて、とても嬉しいです。

でも、それと同時にこうも思ったのです。

世の女性たちがこんなに栄養失調に陥っているなら、その子どもたちの食生活も危ない！　のでは？

栄養療法が親子を救う!

実は以前から、その兆しは感じていました。

というのも、近年、私のクリニックでは、慢性的な不調を訴える子どもの症例が増え続けているからです。

特に、学校へ行けない、いわゆる**不登校の子どもたち**の相談が急増しています。

学校へ行けない理由はさまざまですが、栄養失調による体調不良のために通えなくなっているケースは多いのです。

また、落ち着きがない、授業に集中できないといった、発達障害と診断される症状も、実は必要な栄養が足りないことによって起きている場合もあります。

単に、からだに栄養が足りていないために、その子本来の能力が発揮できていないとしたら、それはとっても残念なことだと思いませんか？

言うまでもなく、子どもは日々成長していく存在です。ということは、**大人よりもたくさんの栄養が必要だ**ということです。

からだの中でも、特に脳は多くの栄養を消費します。親御さんが気になるお子さんの学力も、脳に良質な栄養を与えることでぐんぐん伸びていきます。

お子さんのいろいろなからだの不調、疲れやすさ、やる気のなさ、そういったものが栄養不足から起きている――。

だとしたら、親御さんの抱えている子育ての悩みの多くが、正しい栄養を摂ることで解決してしまうのです。

栄養の知識は一生の薬

当然ながら、子どもたちの食事は大人にかかっています。

親御さんが正しい栄養の知識を身につけて、日々の食事で実践してくださることがとても大切です。

これまで栄養についてあまり知らなかったのに、大丈夫かな？と不安に思われるでしょうか？

でも、ご安心ください！

地域のクリニックの医師として、今まで接してきた症例をご紹介しながら、しっかりと栄養について解説していきます。あなたのお子さんにいま、どんな栄養が必要なのかがわかっていただけるはずです。巻末には、すぐに役立つレシピもご紹介していきます。ぜひ、親子で一緒に作ってみてください。

正しい栄養で、子どもは必ず元気になります。もちろん、大人のあなたの体調も良くなります。

正直、栄養からのアプローチですから、時間はかかります。ですが、正しい栄養の知識は一生の財産になります。

誰もが健康で、日々の活動を楽しめる家族になれたら最高だと思いませんか？
栄養にはその力があるのです。

栄養療法実践医　梶 尚志

栄養療法ってなに？

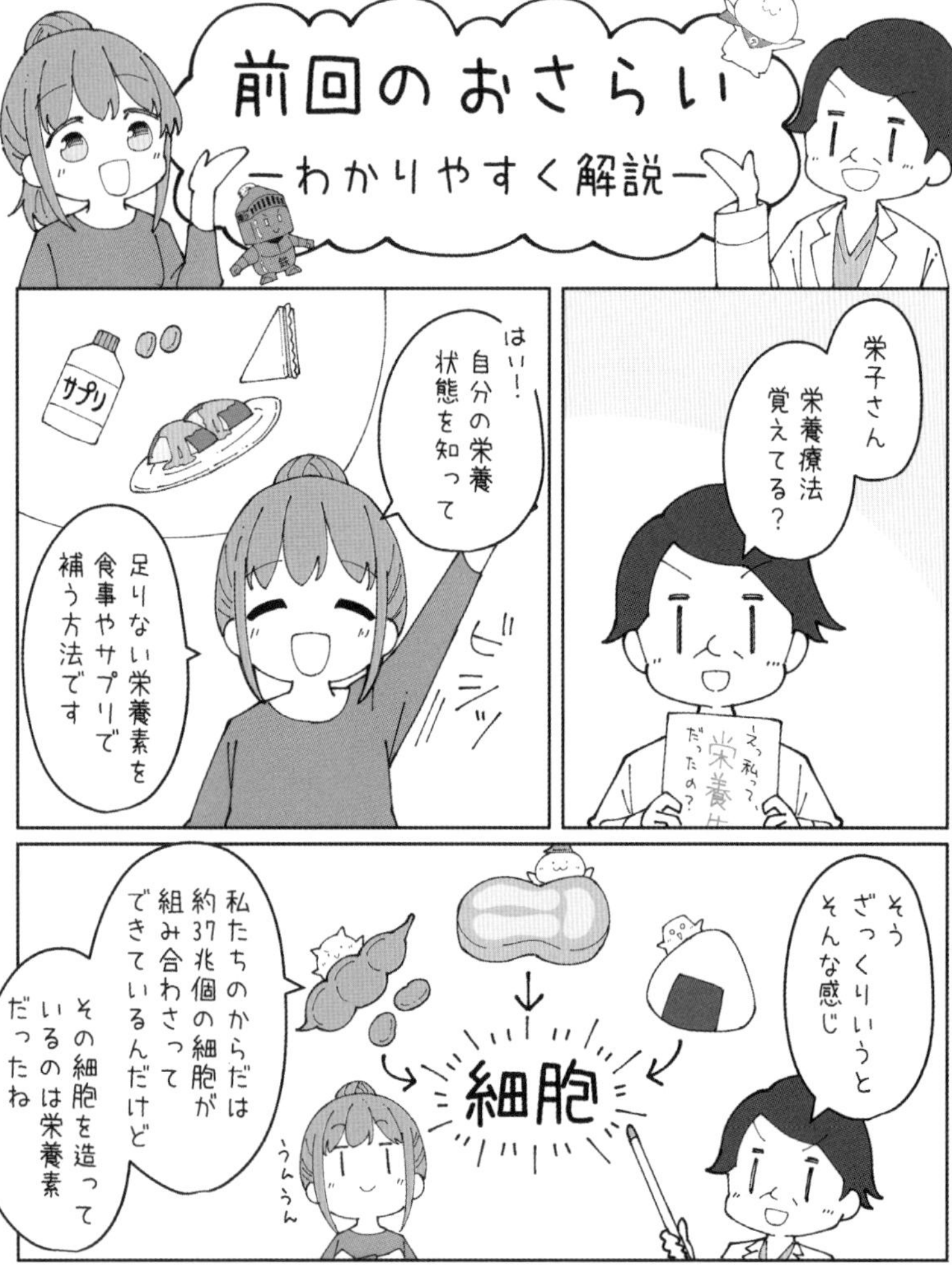
前回のおさらい
—わかりやすく解説—
栄子さん 栄養療法覚えてる？
えっ私って
だったの？
はい！自分の栄養状態を知って
足りない栄養素を食事やサプリで補う方法です
ビシッ
サプリ
そう ざっくりいうと そんな感じ
私たちのからだは約37兆個の細胞が組み合わさってできているんだけど
その細胞を造っているのは栄養素だったね
細胞
うんうん

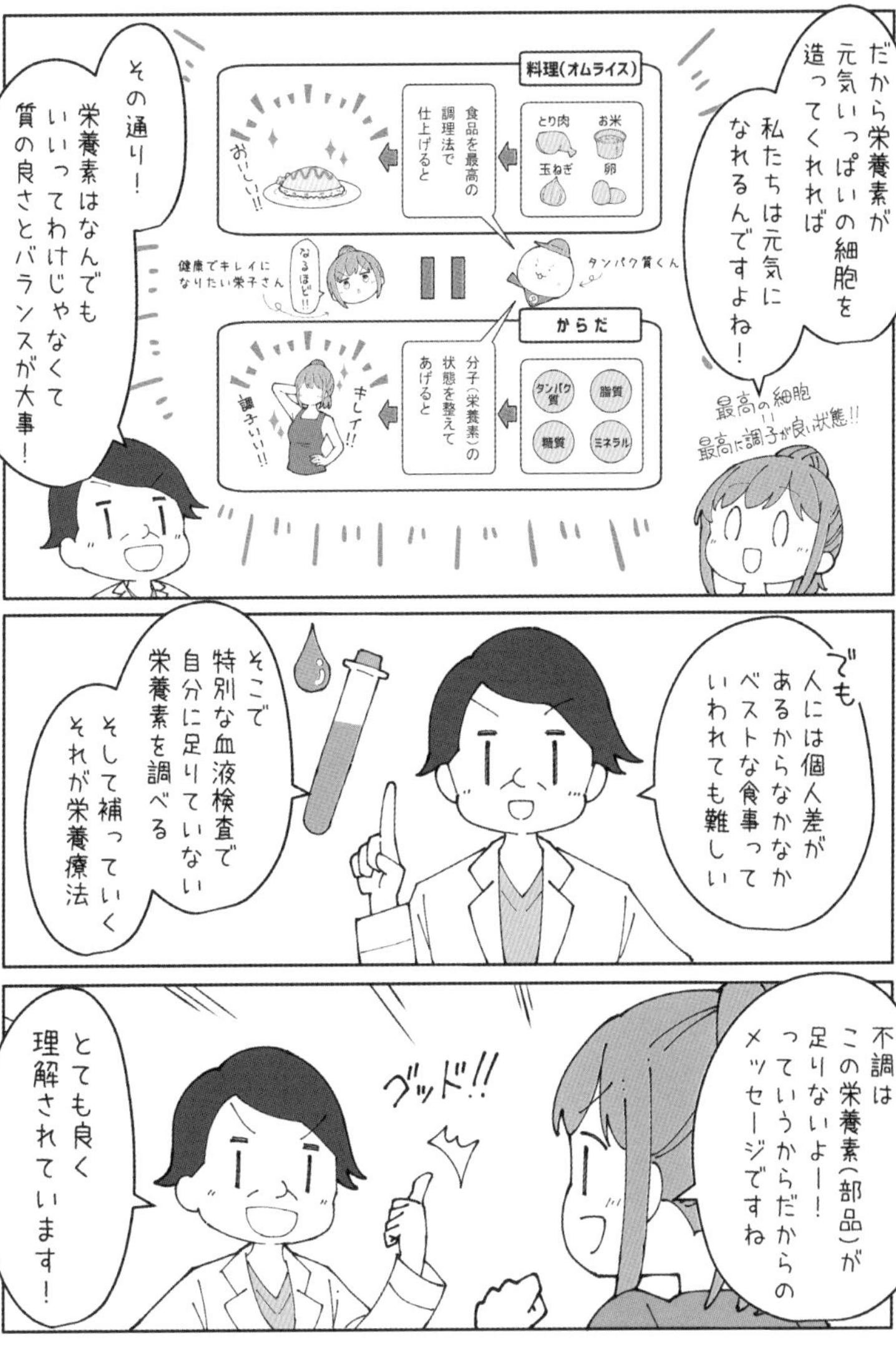
だから栄養素が元気いっぱいの細胞を造ってくれれば私たちは元気になれるんですよね！
料理(オムライス)
とり肉
お米
玉ねぎ
卵
食品を最高の調理法で仕上げると
おいしい!!
タンパク質くん
なるほど!!
健康でキレイになりたい栄子さん
からだ
タンパク質
脂質
糖質
ミネラル
分子(栄養素)の状態を整えてあげると
キレイ!!
調子いい!!
最高の細胞
!!
最高に調子が良い状態!!
その通り！栄養素はなんでもいいってわけじゃなくて質の良さとバランスが大事！
でも
人には個人差があるからなかなかベストな食事っていわれても難しい
そこで特別な血液検査で自分に足りていない栄養素を調べる
そして補っていくそれが栄養療法
不調はこの栄養素(部品)が足りないよー！っていうからだからのメッセージですね
グッド!!
とても良く理解されています！

「え、私って、栄養失調だったの？
その不調は病気でなく状態です！」(みらいパブリッシング / 梶尚志著)」より

目次

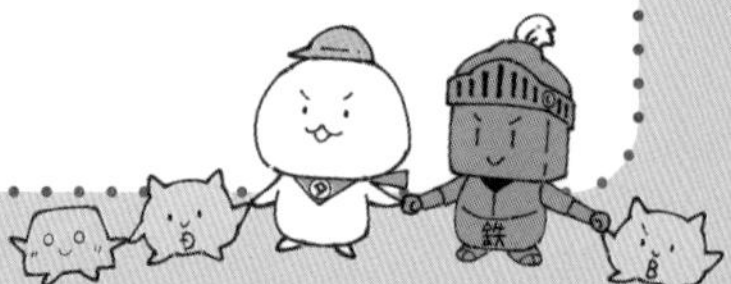

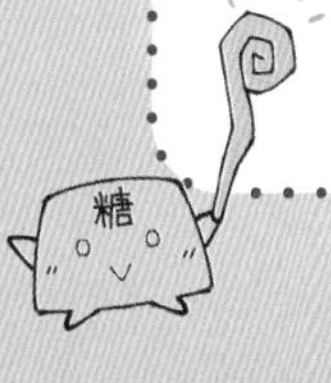
糖

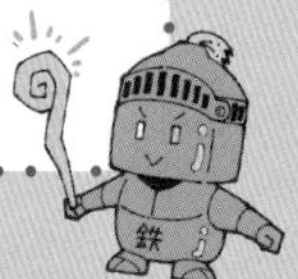
鉄

ビタミンB群

ビタミンD

鉄

糖質

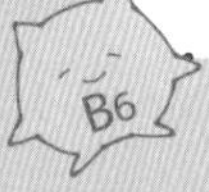

第4章 よくある困った症状別！ いま必要な栄養レスキューはこれだ！

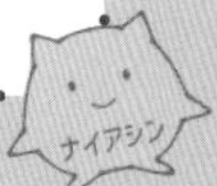

第5章 明日からできる、「脱」子どもの栄養失調ポイント&レシピ

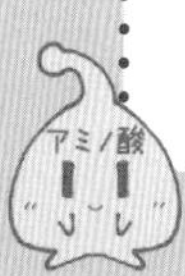

序章

うちの子、何かおかしい。
それ、栄養失調かもしれません！

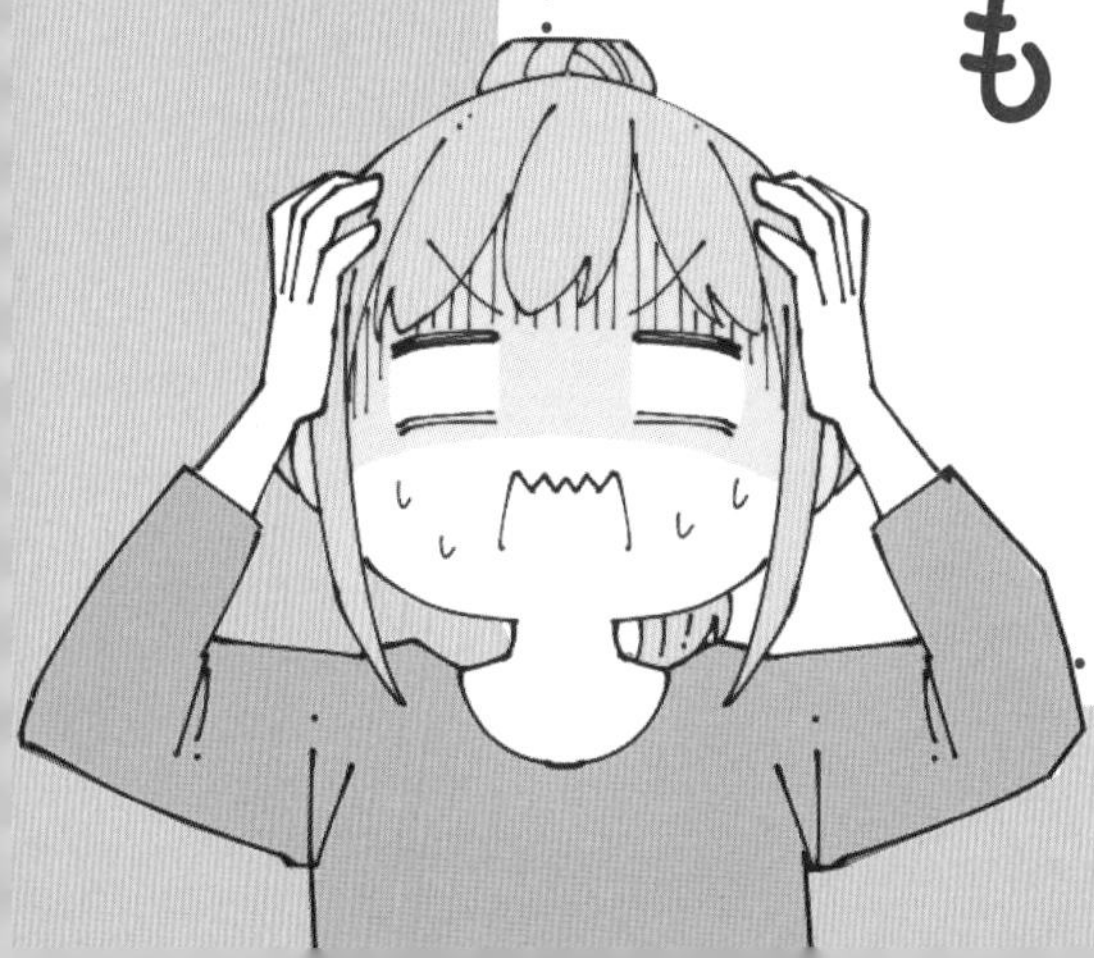

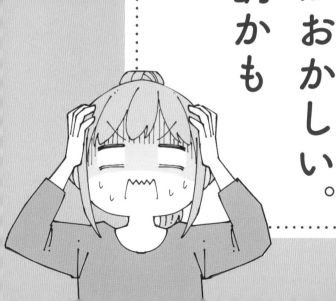

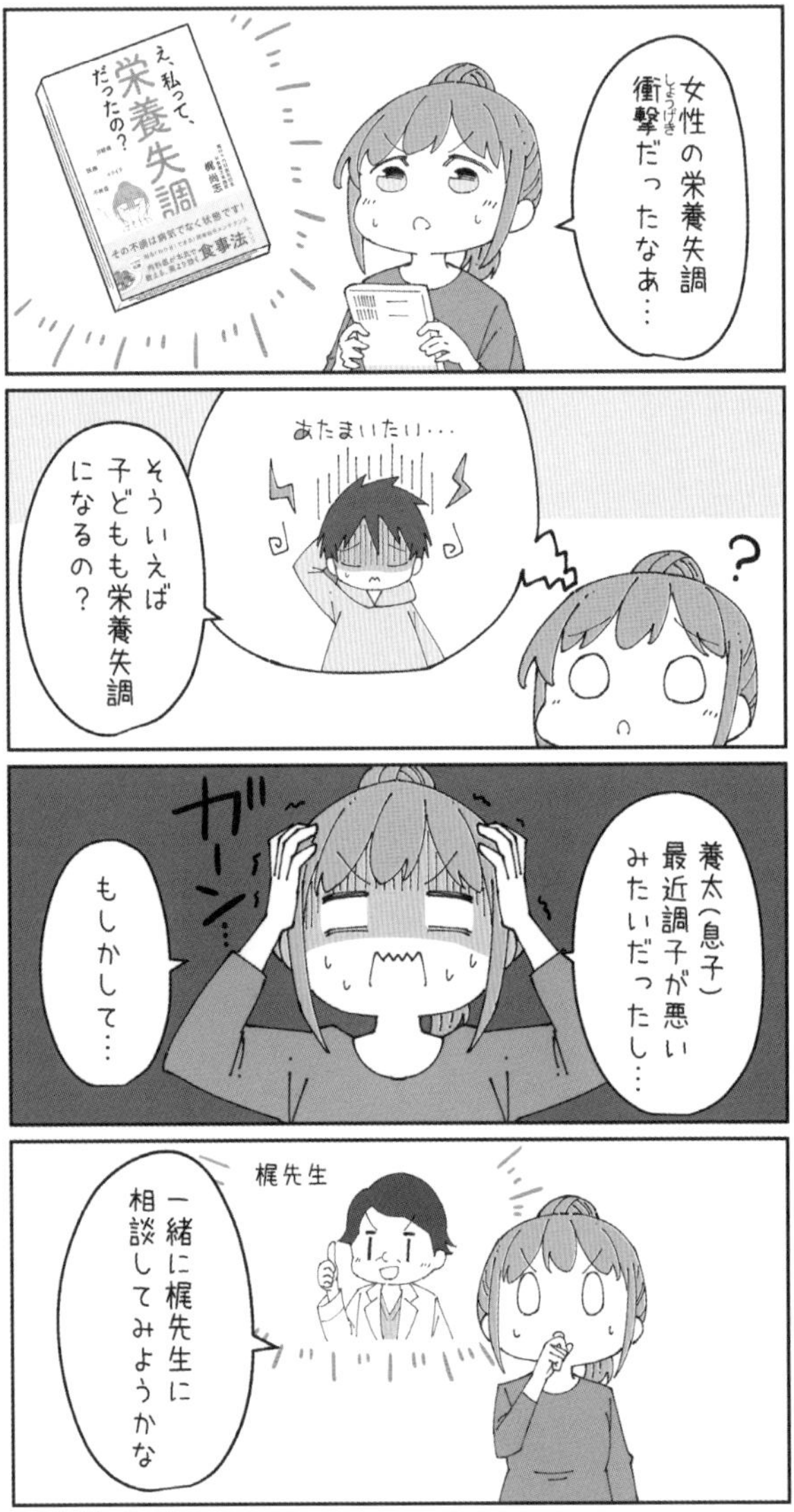
女性の栄養失調
衝撃《しょうげき》だったなあ…
え、私って、栄養失調だったの？
梶尚志
その不調は病気でなく状態です！
食事法
あたまいたい…
そういえば子どもも栄養失調になるの？
？
養太（息子）最近調子が悪いみたいだったし…
ガーン…
もしかして…
一緒に梶先生に相談してみようかな
梶先生

知っているようで知らない、からだのしくみ

質問です。

あなたのからだは何からできていますか？

あなたはこの質問にすぐに答えることができるでしょうか。

私たちのからだは約37兆個の細胞でできています。内臓や皮膚、脳や筋肉など、すべてが細胞の集まりです。細胞は、タンパク質や脂質などを材料に造られています。

そのタンパク質と脂質は、私たちが食事から摂り入れた栄養素で造られます。

つまり、私たちのからだは栄養素からできているので、栄養素が

大事というよりむしろ、栄養素は私たちのからだの材料そのものなのです。

今どきの「かくれ」栄養失調

この飽食の時代に栄養失調があるなんて、ほとんどの人は想像もしません。でも、多くの人がその状態に陥っているのです。

そもそも、栄養失調とはどういう状態でしょうか？

栄養失調とは、簡単に言えば、質の良い栄養素がからだに足りていない状態のことです。

質が問題なので、例え量をたくさん食べていたとしても、栄養素が偏っていたり、必要な栄養素が摂取できていなかったりするなら、それは立派な栄養失調だといえます。

からだの栄養状態は**特別な血液検査**で知ることができるのですが、これは、みなさんが健康診断などで受けている血液検査とは別物です。

通常の血液検査では、病気の有無を知ることはできても、栄養状態を知ることができません。ですから、栄養失調に陥っていることになかなか気づけないのです。

実際、私たち栄養療法の専門家の血液検査を受けて、「こんなに太っているのに、自分は栄養失調だったのか！」と驚かれる方もいます。

病気と診断されてはいないけれど……

・からだの調子がいつもなんとなく悪い
・見た目が健康的ではない
・疲れやすい
・なんだかいつも気分がすぐれない、イライラする

こんな症状に心当たりのある方は、かくれ栄養失調の可能性大です！

このように、今どきの栄養失調はパッと見ではわかりません。
健康診断でもなかなか気づけません。
そもそも、栄養失調という発想がないので、本人にまったく自覚がありません。
これが、「かくれ」栄養失調と呼ぶ理由なのです。

子どもの栄養失調はより深刻です！

からだは私たちが生きるための土台です。そう考えると、栄養素が足りていないということは、からだの緊急事態だと思いませんか？

さらに、子どものからだは成長途上にあります。維持していくだけでなく、ぐんぐん成長しようとしています。ですから、大人よりも多くのエネルギー、つまり栄養素が必要なのです。

栄養素が十分でなければ、からだは少ない栄養素でなんとかやりくりしなくてはなりません。

すると、からだのあちこちでエネルギー不足が起きてきます。

それが、いろいろなからだの不調となって現れてくるのです。

子どもの栄養失調が大人よりも深刻であることは容易に理解していただけますよね？


朝なかなか起きられない。

片頭痛がひどくて、薬が手放せない。

下痢と便秘をしょっちゅう繰り返し、いつもお腹の調子が悪い。


表れる症状はさまざまです。

どんな栄養素がどのくらい足りていないかは人それぞれですし、持って生まれた体質の違いもあります。

いずれにしても、クリニックにやって来るお子さんに血液検査をしてみると、かなりの確率で栄養失調の傾向が見られます。

子どもというのは案外、自分の体調に無頓着です。

言葉で伝えるのが難しいこともあり、からだの不調を自分から訴えるとは限りません。

実際、親子で診察を受けて初めて、お子さんの口から不調がかなり前からあったことを知る親御さんもいるのです。

もしかしたら、親御さんの知らないところで、ひとりで不調をやり過ごしているお子さんがいるかもしれません。

解決は栄養素にあり！

多くの親御さんにとって、お子さんの知能や学力はもちろん気になりますよね？

脳は他の組織よりもたくさんの栄養素を必要としていて、からだ全体の約25％の栄養素を消費するといわれています。

脳が司るのは学力だけではありません。子どもの心や感情、やる気といった、生きるうえで大事な力も、脳のはたらきが大きく影響しています。

子どもが本来の知能を発揮して、健康なからだで毎日を過ごしていくためには、しっかりと栄養素を摂ることが本当に大切です。

あなたは栄養療法を通して、お子さんに素晴らしい未来をプレゼントすることができるのです。

私のクリニックでは、「**マイナス1歳からの食育**」という考えをお伝えしています。

生まれてからではなく、お母さんのお腹の中にいる時から、もう赤ちゃんの食育は始まっているという考えです。妊娠中はもちろん、生まれたあとの赤ちゃんが健康に育つために必要な栄養指導をしています。

とはいえ、生まれてからでは遅すぎる、ということはありません。生きている間ずっと、私たちはからだに栄養素を摂り入れ、生命を維持していきます。

どの時点であっても、気づいた時から、より良い栄養素を摂るようにすることが大事なのです。

あなたのお子さんもいつかきっと親になるでしょう。そうやって命がずっと営まれていくことを思うと、今、正しい栄養療法を学ぶことは、いつでも未来につながっているのです。

第1章

医師が見た子どもの「かくれ栄養失調」実録

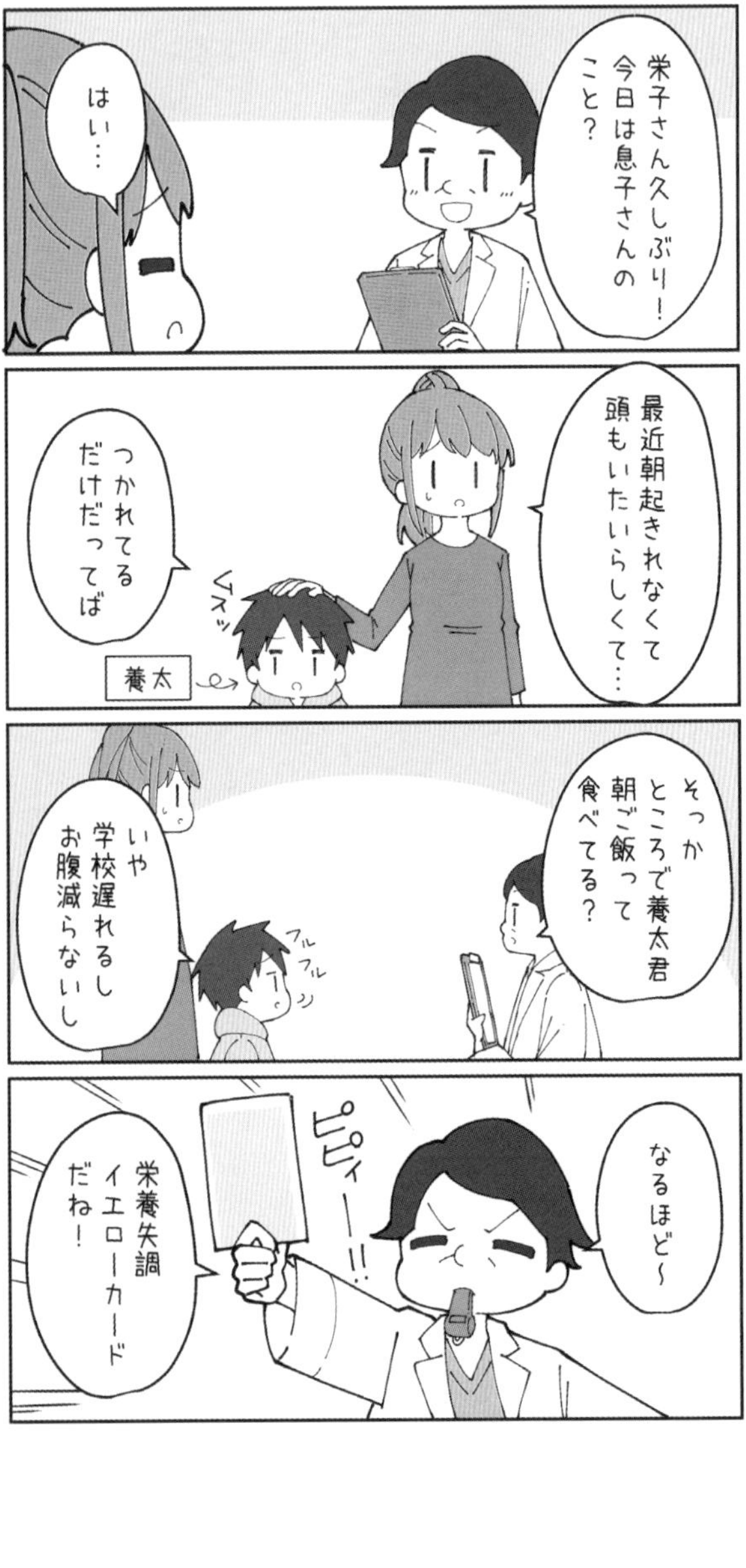
栄子さん久しぶり！
今日は息子さんのこと？
はい…
最近朝起きれなくて
頭もいたいらしくて…
ムスッ
つかれてる
だけだってば
養太
そっか
ところで養太君
朝ご飯って
食べてる？
フルフル
いや
学校遅れるし
お腹減らないし
なるほど～
ピピィーー!!
栄養失調
イエローカード
だね！

子どもに迫る、かくれ栄養失調

子どもの栄養療法を行っている当クリニックには、不調に悩むご家族が全国からご相談に来られます。栄養療法の確かな効果が少しずつ認知されていると感じつつも、実際に診察をしてみると、みなさん最初は半信半疑のご様子です。

噂を聞いて来たものの、どんな食事で栄養失調になるの？　栄養失調になったらどんな症状が現れるの？　太っていたら栄養失調じゃないですよね？　などなど。

そして一番の気がかりは、本当に食事で不調が改善するの？　ということでしょう。

普通は心の病気なら心療内科だし、からだのことなら内科や小児科だよね……。

そのような声が聞こえてきそうです。


その症状が本当に**病気**であれば、そうでしょう。

胃の中にピロリ菌が住んでいて胃潰瘍になり、胃が痛くなったり、インフルエンザにかかって高熱が出たり咳が出たりするもの、これは病気ですね。

しかし、原因が思い当たらない、検査をしても異常がない場合、それは病気ではなく、単に**からだの調子が悪い状態**である可能性が高いのです。

病気でないのですから、治すのは薬ではないですね。

からだと心を造るのは細胞で、その大もとは栄養素でした。

つまり、細胞を元気にする栄養素を摂ればいいわけです。

もし、お子さんが栄養失調のせいで不調を抱えているとしたら、いま見ているのは、お子さんの本当の姿ではありません。

私が栄養療法を実践するようになってから、初めて診察に来られた時とは比べものにならないほど、元気になっていくお子さんをたくさん見てきました。

ここから、私のクリニックで栄養療法を実践して、症状が改善した実例をご紹介しましょう。

症例1

困り果てた問題行動が改善!?
友だちと学校生活を楽しめるようになったAくん

Aくんの場合　発達障害（ADHD）

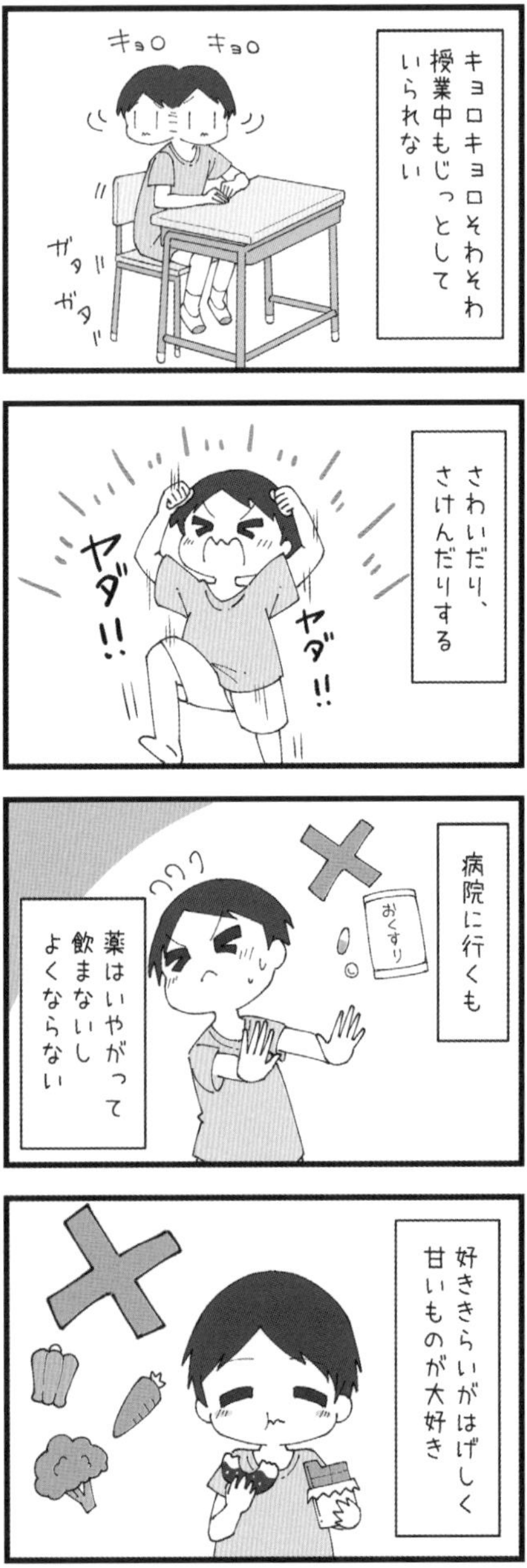
キョロキョロそわそわ
授業中もじっとして
いられない
キョロ　キョロ
さわいだり、
さけんだりする
ヤダ!!
ヤダ!!
病院に行くも
薬はいやがって
飲まないし
よくならない
おくすり
好ききらいがはげしく
甘いものが大好き

Ａくんは小学２年生の男の子で、学校のカウンセラーの先生から紹介されて、当クリニックにやってきました。かなり遠方からの来院でした。

学校での集団生活に馴染めず、いろいろな問題行動を起こし、お母さんが呼び出されることも多いとのこと。先生もお母さんも、Ａくんをどのように扱ったらいいかわからず、みんなが困り果てているという状況でした。

「どうしてうちの子ってこうなの⁇」と、お母さんは相当に悩まれているのがひしひしと伝わってきました。

受診の際、Ａくんはおびえた様子で、そわそわしていました。それでも、私の説明を素直に聞き入れ、泣きながら採血を頑張ってくれました。

自分のからだを治したいというAくんの気持ちが伝わってきて、この子の症状は、ただ栄養素が足りないことが原因だと確信しました。

血液検査では、鉄欠乏・タンパク質不足・ビタミンD欠乏で、やはり栄養失調状態だとわかりました。問診をしてみると、お腹の調子がいつも悪く、しょっちゅう下痢をしているとのこと。

さらに、ハウスダストとダニのアレルギーも判明し、かなり体調に問題がある状態でした。

まずは腸の状態を整えるため、当クリニックの管理栄養士の指導のもと、小麦製品を摂らないようにするグルテンフリー、乳製品を摂らないようにするカゼインフリーの食事をしてもらい、大好きだった甘いものも減らしてもらうようにしました。

好き嫌いも激しいとのことで、苦手な食材は調理の仕方を工夫して食べてもらうようにしました。

食事の根本的な見直しが必要だったので、大変だったと思いますが、親子ともに頑張った結果、３ヶ月ほど経った頃から、**怒りっぽさが少しずつ減っていきました。**

さらに半年ほど経った頃には、授業中も座っていられるようになり、学校で一緒に遊ぶ友だちも増えてきた、という嬉しい報告をいただきました。

Ａくんのからだに有害だったものを避け、必要な栄養素が満たされたことで、Ａくん本来の素直な姿が現れたのだと思います。

症例2

真っ赤な肌と低身長に悩むBくん、赤みが引いて、身長も伸び始めた！

Bくんの場合　アトピー性皮膚炎 低身長

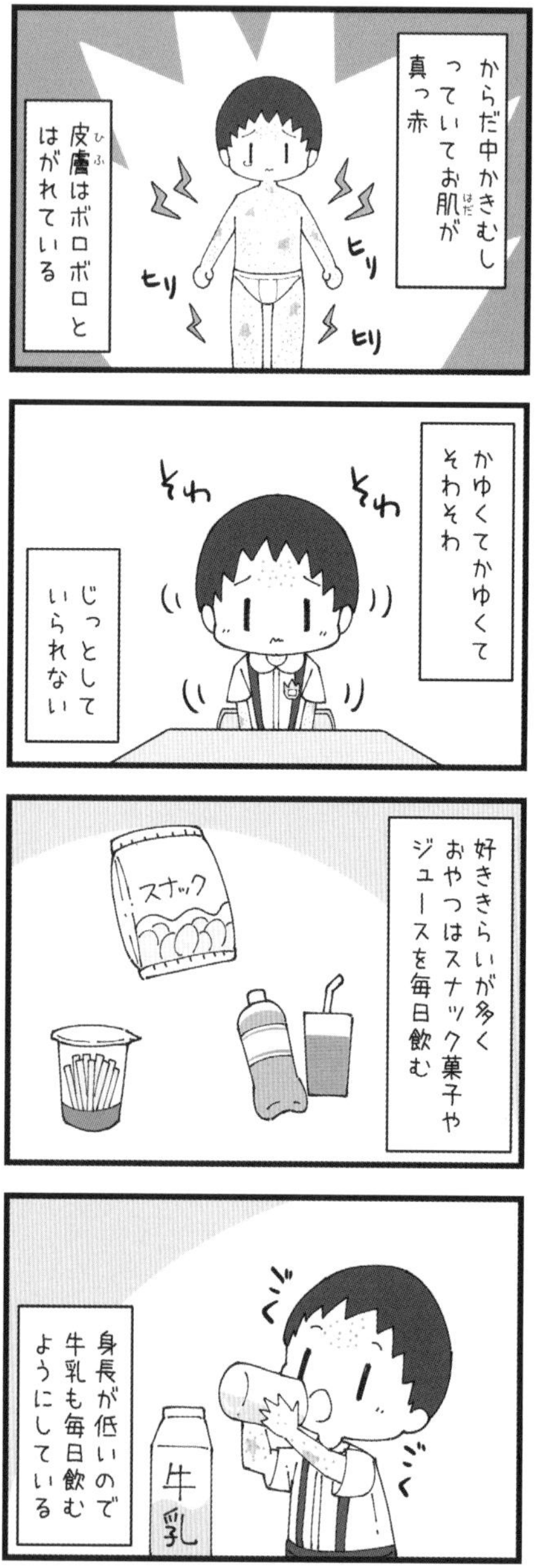
からだ中かきむしっていてお肌《はだ》が真っ赤
皮膚《ひふ》はボロボロとはがれている
ヒリ
ヒリ
ヒリ
かゆくてかゆくてそわそわ
じっとしていられない
そわ
そわ
好ききらいが多くおやつはスナック菓子やジュースを毎日飲む
スナック
身長が低いので牛乳も毎日飲むようにしている
ごく
ごく
牛乳

Bくんは6歳の年長の男の子です。

お仕事で忙しい親御さんの代わりに、おばあちゃまに連れられての来院でした。

重度のアトピー性皮膚炎で、からだ中を掻きむしっている状態で、顔の赤みも相当にひどく、本当に痛々しい姿でした。

皮膚科にも通院し、薬も飲んでいるとのことでしたが、なかなか効果が出ないとのこと。

なんとかしてあげたい一心で、おばあちゃまが必死に当クリニックを探し当てていらっしゃったそうです。

かゆみのために、診察中もずっとそわそわしていて、じっとしていられません。

それよりも気になったのが、Bくんのからだがとても小さいことでした。来年、小学校に上がるような年齢の子にはとても見えず、まだ3、4歳だといっても通用するくらいでした。

好き嫌いが激しいこと、間食としてスナック菓子や甘いココアを毎日のように摂っていること、また、身長を大きくしようと牛乳を毎日多く飲んでいることなど、改善点がたくさんあることがすぐにわかりました。

さらに、血液検査の結果、ダニやハウスダストのアレルギーがひどいことも判明したのです。

栄養学的には、重度のタンパク質不足と低血糖症の他、かなりの鉄欠乏状態でした。また、ビタミンDも明らかに不足していました。

Bくんの食事で、改善するところはたくさんありました。

まずは、管理栄養士からの指導で、日々の食事でタンパク質をたくさん摂るようにし、グルテンフリー・カゼインフリーを心がけてもらいました。

ゆるやかな糖質制限も行い、プロテインやヘム鉄、ビタミンDのサプリメントも同時に摂取してもらいました。

その結果、3ヶ月ほどして肌の赤みがかなり落ち着いてきました。

1年くらい経った頃には**身長が伸び始め、入学した小学校でも、落ち着いて授業に参加できる**ようになっていました。

その頃にはアトピー性皮膚炎もだいぶ治まり、関節部分にやや湿疹が残る程度になりました。

正直、Bくんを初めて診察した時は、本当に大変な状態でしたが、根気よく栄養療法に取り組んだ結果、効果がしっかり現れました。

症例3

休みがちだった学校に行けるようになったCさん

頭痛が消えた!

Cさんの場合　不登校　頭痛

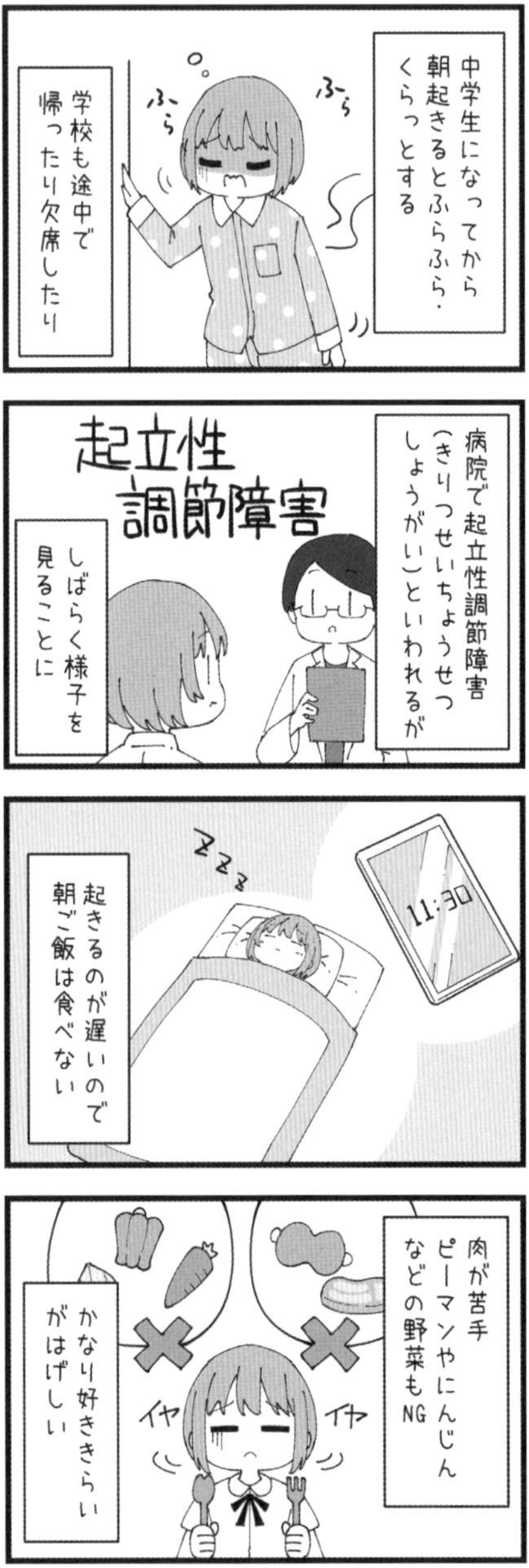
中学生になってから朝起きるとふらふら・くらっとする
ふら
ふら
学校も途中で帰ったり欠席したり
病院で起立性調節障害(きりつせいちょうせつしょうがい)といわれるが
起立性調節障害
しばらく様子を見ることに
Zzz
11:30
起きるのが遅いので朝ご飯は食べない
肉が苦手ピーマンやにんじんなどの野菜もNG
イヤ
イヤ
かなり好ききらいがはげしい

Cさんは中学2年生の女の子です。

中学に入学してしばらく経った頃から、朝起きると、ふらつきやめまいが起きるようになりました。

日によっては頭痛にも悩まされ、ひんぱんに学校を早退したり、学校を休んだりしがちになっていました。

他の病院で、自律神経の乱れによる起立性調節障害と診断を受け、しばらく経過観察をしていましたが、新学期を前に、夏休みを利用して当クリニックを受診しました。

起立性調節障害については、第4章でもくわしく説明しますが、ストレスによって起こることも多く、Cさんの場合も、夏休み中は症状が改善するということでした。

血液検査の結果、高度の鉄欠乏状態とタンパク質不足、ビタミン

Dの不足が見られました。

Cさんのようなケースは非常に多く、問診の段階から、すでに初潮も始まっていたので、鉄不足であることは予想できました。

Cさんにも管理栄養士の指導を行い、鉄とビタミンDのサプリメントを補給することと、毎食タンパク質を必ず食べるようにしてもらいました。

1ヶ月ほどで、まず、**頭痛が激減し、朝起きづらいといった症状も3ヶ月くらい経った頃から改善**してきました。

栄養療法の効果は症状によって違いますが、頭痛の場合、鉄を補給することによって割と早く改善されることが多いと思います。

その後、半年ほどで、Cさんはあまり休まずに学校に通えるようになりました。

症例4

からかわれて不登校になったDくん
今ではバスケ部のレギュラーメンバーに

4歳の頃から、顔をしかめるなどのチック症状があったDくん。大きくなるにつれて、からだもピクつくようになりました。中学入学後、授業中にも症状が出るようになり、クラスメイトにからかわれたことをきっかけに、学校へ行けなくなりました。

血液検査では、低血糖症と、鉄欠乏、低タンパク血症、亜鉛欠乏、ビタミンB6欠乏が認められました。

当クリニックの管理栄養士の指導に従って、ゆるやかな糖質制限を行うとともに、ヘム鉄とビタミンB6、亜鉛のサプリメントを補給してもらいました。

徐々にチック症状は治まり、1年後には**身長も伸び**、**バスケ部ではレギュラー**にも選ばれました。その後、無事に県立高校に入学しました。

症例5

不登校から見事志望校合格！糖質制限で目標を叶えたEくん

Eくんは16歳。高校1年生の後半から、朝起きづらくなり、学校に遅刻することが増えるようになりました。そのうちに、完全に不登校になったことから、当クリニックにやって来ました。

血液検査で低血糖症が判明したので、くわしい血糖値の検査をしたところ、かなり深刻だということがわかりました。

糖質過多による低血糖症だったため、ゆるやかな糖質制限食を始めました。その結果、次第に低血糖症は改善し、朝も起きられるようになり、**遅刻せずに学校に通える**ようになりました。

その後、希望の大学に進学できたとのことでした。

どの子も、初診時はかなりの栄養失調の状態で、日常生活に支障をきたすほどの症状を抱えていたことがわかります。

ですが、このように深刻なケースでも、足りない栄養素がわかることで、問題のある食習慣を改め、栄養を整えていくと、からだはちゃんと回復していったのです。

もともと持っている力を、栄養で取り戻していったのですね。

ただ、ここで改めてお伝えしたいのは、栄養療法でのからだの回復にはそれなりに時間がかかるということです。

頭痛の改善は比較的早く効果が出るとお伝えしましたが、その他の不調の改善を感じ始めるには、少なくても3ヶ月はかかります。不調はいきなり起こるのでなく、栄養不足状態が長年積み重なって現れるのです。からだを元気な状態にするには、栄養を取り戻しながら、少しずつ回復していくことになります。

これまで述べた事例は症状が重いこともあり、からだが本来の健康な状態になるのに、年単位で時間がかかっているものもあります。

確かに、これまでの食習慣を変えるということは、親子ともに多少の努力が必要であることは違いありません。

ですが、薬で一時的に症状を抑えるのではなく、健康なからだの土台を子どものうちに造ることは、言うまでもなく、とても大切なことなのです。

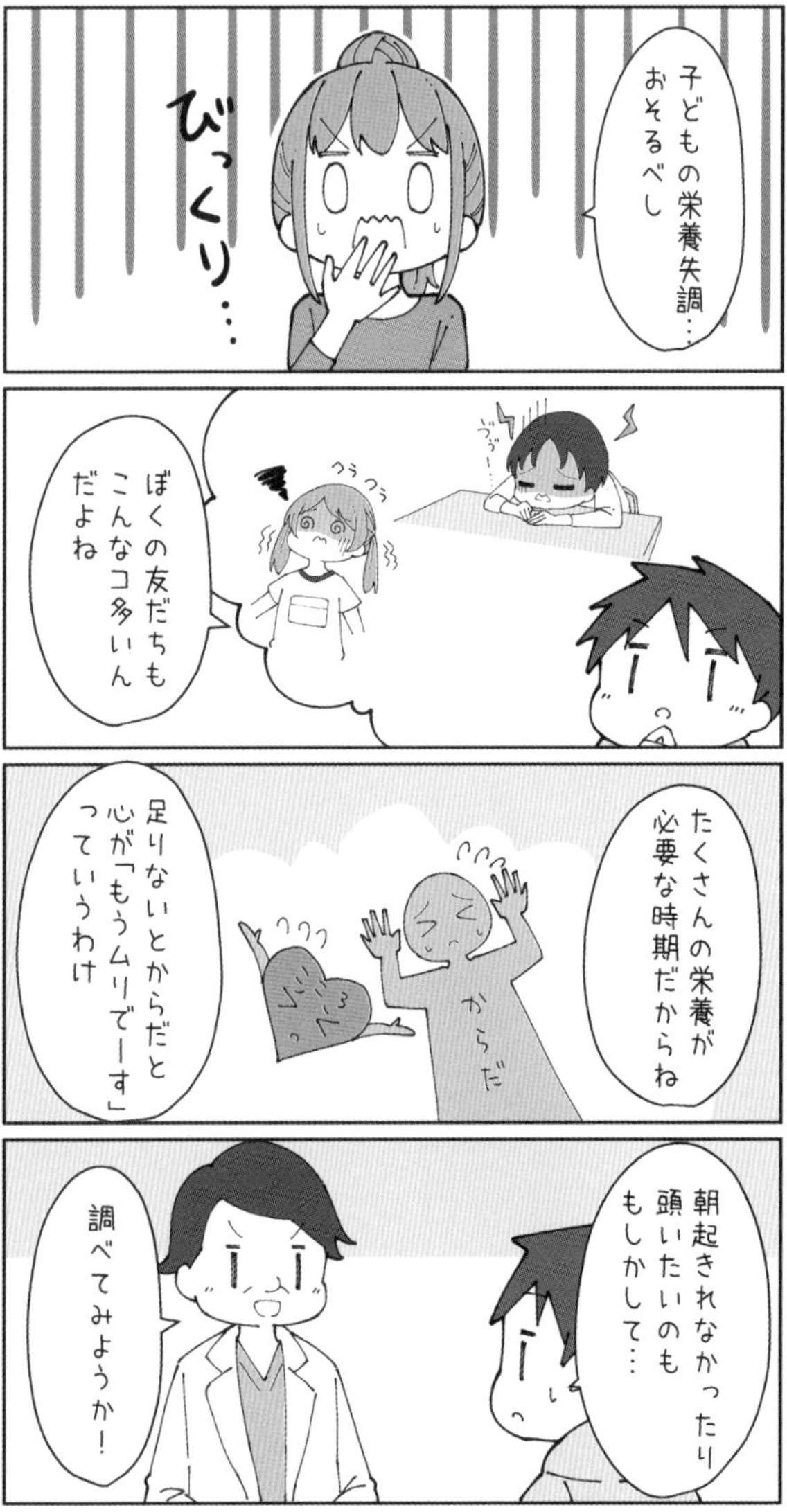
子どもの栄養失調…
おそるべし
びっくり…
ぼくの友だちも
こんなコ多いん
だよね
たくさんの栄養が
必要な時期だからね
足りないとからだと
心が「もうムリでーす」
っていうわけ
からだ
朝起きれなかったり
頭いたいのも
もしかして…
調べてみようか！

第2章

あるある食事の甘いワナ。その食事キケンです！

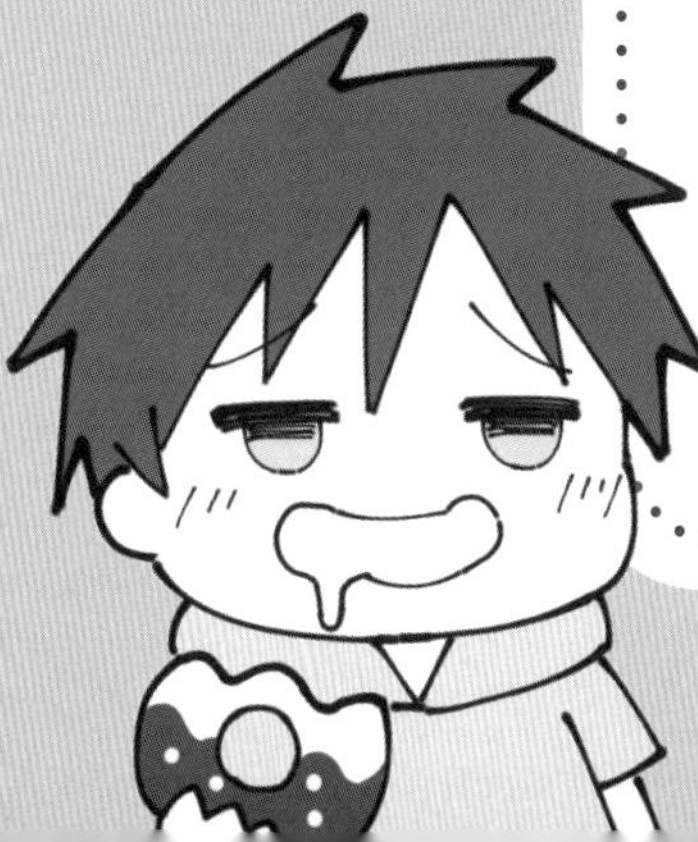

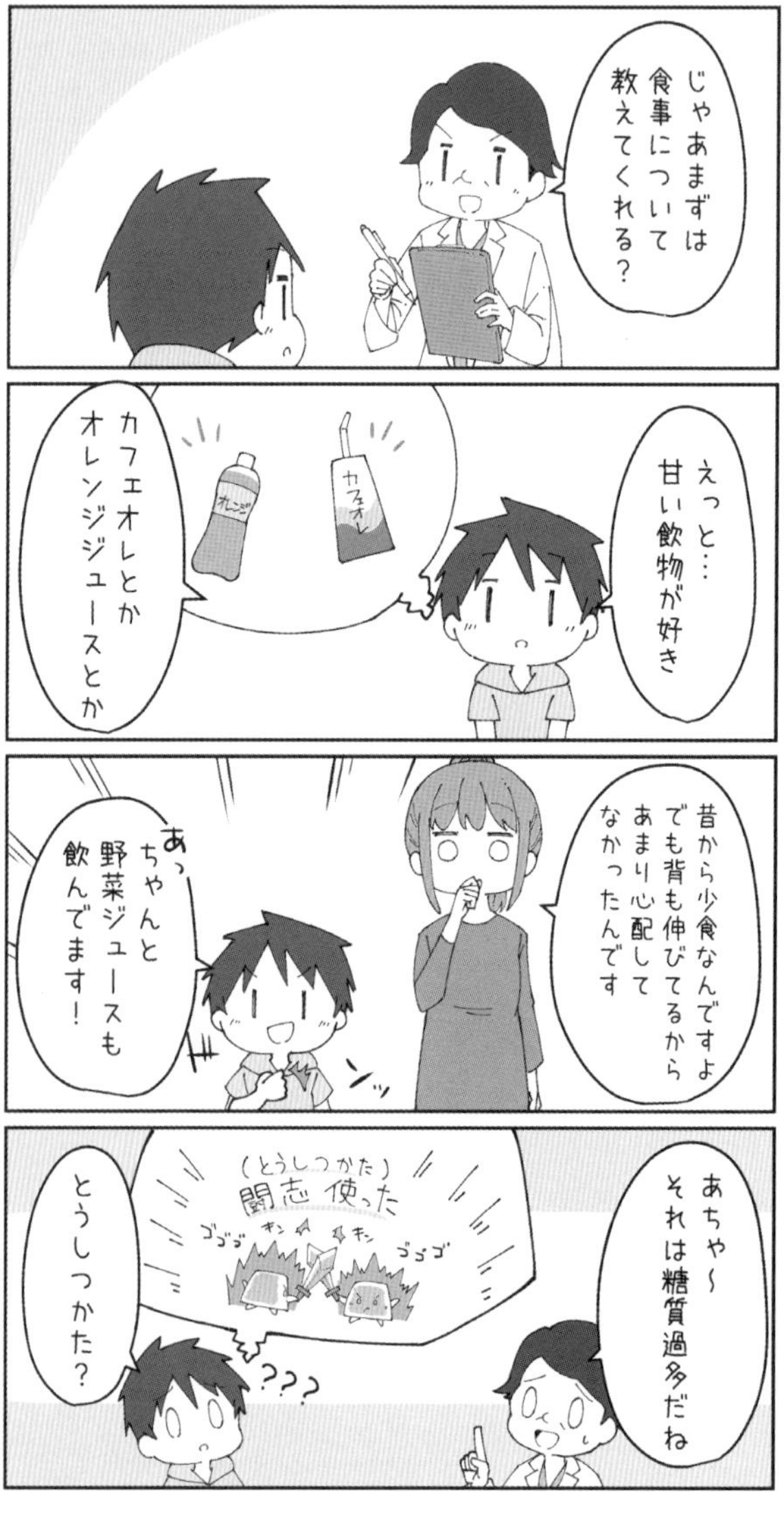
じゃあまずは
食事について
教えてくれる？
えっと…
甘い飲物が好き
カフェオレ
オレンジ
カフェオレとか
オレンジジュースとか
昔から少食なんですよ
でも背も伸びてるから
あまり心配して
なかったんです
あっ
ちゃんと
野菜ジュースも
飲んでます！
あちゃ～
それは糖質過多だね
（とうしつかた）
闘志 使った
ゴゴゴ キン キン ゴゴゴ
とうしつかた？
???

医師が感じるキケンな食事

栄養失調が子どものからだに深刻な影響を与えているということ、その不調も栄養の力で改善していけるということは十分伝わったのではないかと思います。

でも、ひょっとしたら、

「うちの子はそこまで体調が悪くないから問題ないだろう」

「うちでは栄養のことを考えて食べさせているから、大丈夫！」

そんなふうに思われた方がいるかもしれません。

だからといって、あなたのお子さんのからだに問題が起きていないとは言い切れないのです。

当たり前ですが、人によって体質やからだの栄養状態が違いますから、食生活に同じような問題があっても、同じように影響が出るとは限りません。

栄養不足によって、自律神経が乱れたり、腸内環境が悪化してアレルギー反応を起こしたりするのに一定の時間がかかることを考えると、いまの食習慣が、未来の不調を作り出しているかもしれないのです。

ここでは、これまでの私の診療経験から、このような食生活はキケンだと感じたものについてご紹介しましょう。

どうやらありがちな食習慣らしく、みなさんにも心当たりがあるかもしれません。

毎日のおやつは、お菓子とジュース！

「甘いものはからだに良くない」というのは、その理由として、太るから、虫歯になるから、だと思っていらっしゃるからかもしれません。でも実は、もっと深刻な理由があります。

そもそも、**「甘いもの＝糖質」には依存性があります。**

糖質は、脳内で麻薬のようにはたらき、一時的に幸福感を感じさせるのです。「はあ～疲れたからだに甘いものが染みる～」「幸せ～」と、人はまんまとこの甘いワナにハマります。

大人でも、甘いお菓子がやめられないという人は多いですよね。まさに甘いもの中毒です。

糖質は、いわゆる甘いもののことだけではありません。

ご飯やパン、いも類などの炭水化物も糖質です。

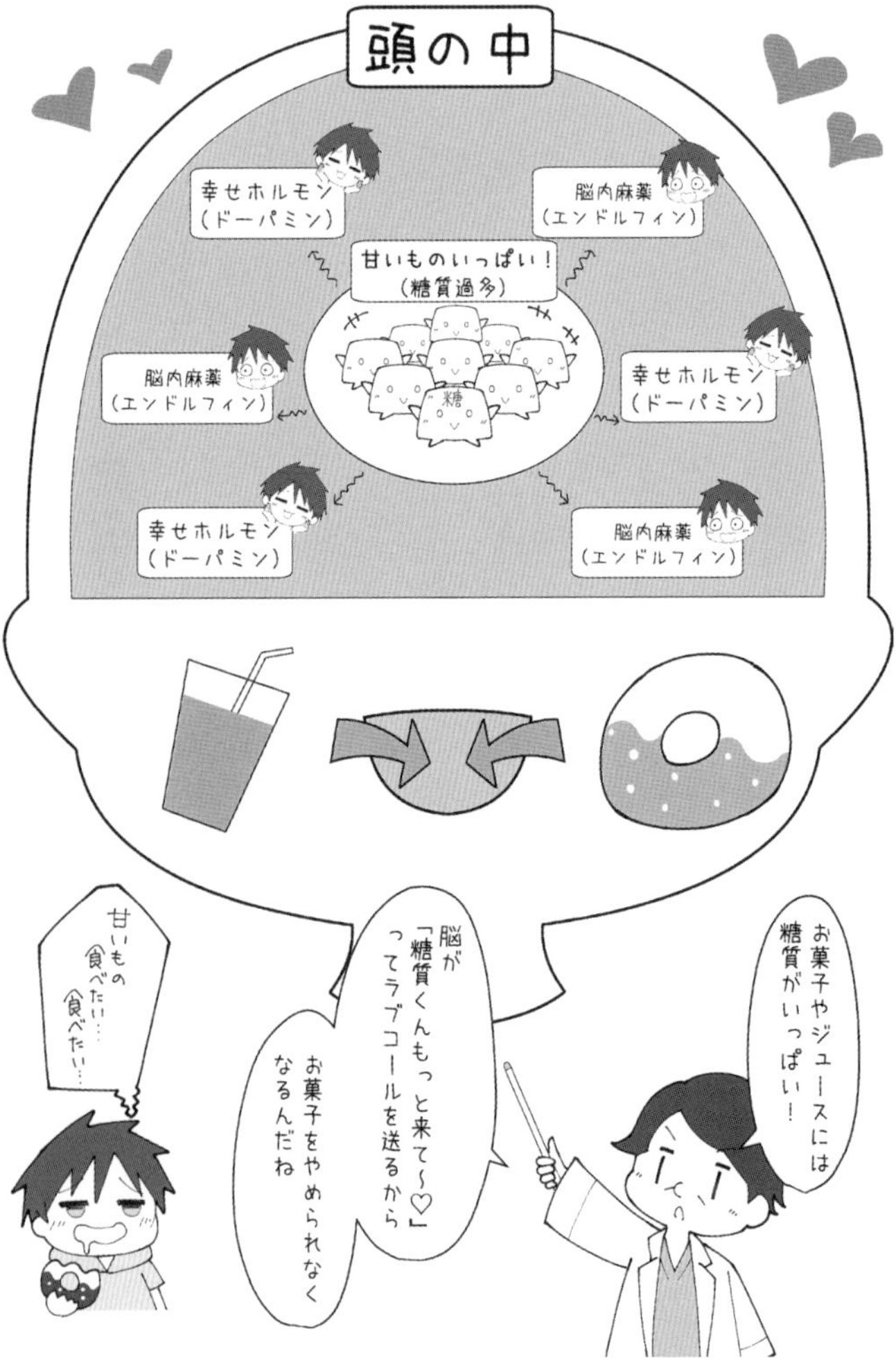

甘い誘惑が不調を悪化させる

甘いものを止められなくなるのは確かに困りますが、幸福感いっぱいになるなら、別に悪くないのでは？　と思われた方もいるかもしれません。実際、糖質は三大栄養素の一つで、からだの中で素早くエネルギーに変わってくれる頼もしい味方でもあったりします。ですが、摂りすぎは、子どものあらゆる不調の原因になります。

例えば、**情緒不安定**、**キレやすい**、**頭がぼんやりする**、といった状態から、**頭痛やめまい**などの原因にもなります。

これは糖質過多が低血糖症を引き起こすからです。

摂りすぎなのに低血糖？　ちょっと違和感がありますよね？

本来、人間の血糖値は一定の範囲内にあって、食事をしたあとに一時的に上がり、また基準の範囲に戻るということを繰り返しています。

これは、膵臓から出るインスリンというホルモンが血糖値を下げるはたらきをしているからです。

そんな仕組みの中で、糖質をたくさん摂ると、血糖値は急激に上がります。上がりすぎた血糖値を下げるために、インスリンも大量に出されます。

すると、今度は血糖値が一気に下がり、基準範囲を下回って低血糖になります。そしてまた今度は上げようとして……と繰り返し、まるでジェットコースターのように血糖値が乱高下するのです。

考えるだけでも目が回るような気がしてきませんか？

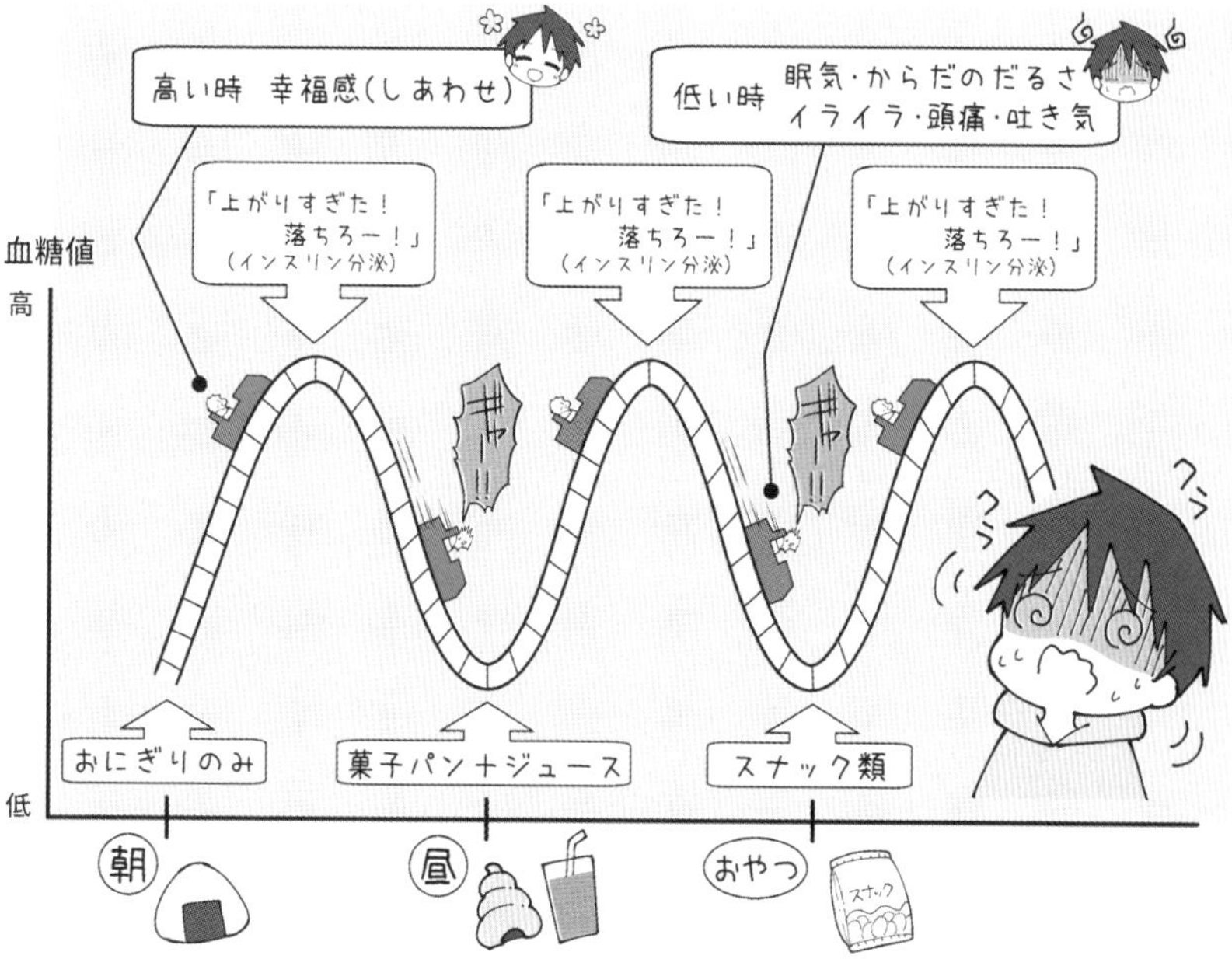

血糖値ジェットコースター 上がりすぎ下がりすぎに要注意！

その結果、自律神経が乱れ、イライラや頭痛などの不調として表れることになります。

普段、何気なく食べているお菓子やジュースで、からだにこんなことが起きているとはご存知なかったかもしれません。

でも、糖質過多が引き起こす問題は、このようにとても大きいのです。

糖質過多にならないために、まずは、甘いお菓子・スナック菓子やジュースを習慣的に食べるのはやめましょう。

おやつは糖質控えめに、自然の食材で手作りされるのがおすすめです。どうしても市販のお菓子を買う時には、糖質制限のものを選ぶようにしましょう。

野菜が嫌いだから、代わりに野菜ジュースを飲んでます！

うちの子は、野菜を食べないけど、野菜ジュースで補っているから大丈夫！ と安心してはいませんか？

残念ながら、**野菜ジュースは野菜の代わりにはなりません。**

パッケージの裏面の成分表を見ていただければわかりますが、ほとんどの野菜ジュースには**果汁**が加えてあります。

野菜ジュースが甘いのは、この果汁のおかげです。

もし、野菜だけでジュースをミキサーで作ったとしたら、甘みもなく、青臭くてとても飲めたものではないでしょう。

甘い飲み物ということは糖質なのです。

また、日持ちを長くしたり、見た目を良くしたりするために、多くの添加物が加えられていることも気になります。

栄養バランスを気にして、「明日の朝食は、パンと野菜ジュースにしよう！」とお考えの方は、糖質プラス糖質の糖質過多まっしぐら！というわけです。

苦手な子の多い野菜ですが、さまざまなビタミン、ミネラル、食物繊維が含まれています。

これらの栄養素は、からだの調子を整えるはたらきをするため、健康には欠かせません。

例えば、肉や魚などのタンパク質をからだに吸収する手助けをしますし、からだの免疫力を上げるはたらきもあります。

食物繊維は便通を良くして、腸内環境を整えてくれます。

この他にも重要なのが、野菜に含まれる多くのビタミンで、私たちのからだがさびるのを防いでくれています。

私たちが呼吸で取り入れた酸素の一部は、からだの中で活性酸素という、からだをさびさせる物質になります。この活性酸素を取り除くはたらきがビタミンにはあるのです。

鉄がさびるのと同じことなのですが、からだのさび……と聞いてもピンと来ませんよね。

例えば、**脳のさびは記憶力や集中力低下の原因**になります。気になるお肌のシミやくすみも、このさびの一つです。

野菜が苦手なお子さんでも、調理方法を工夫すれば、案外食べてくれるものです。

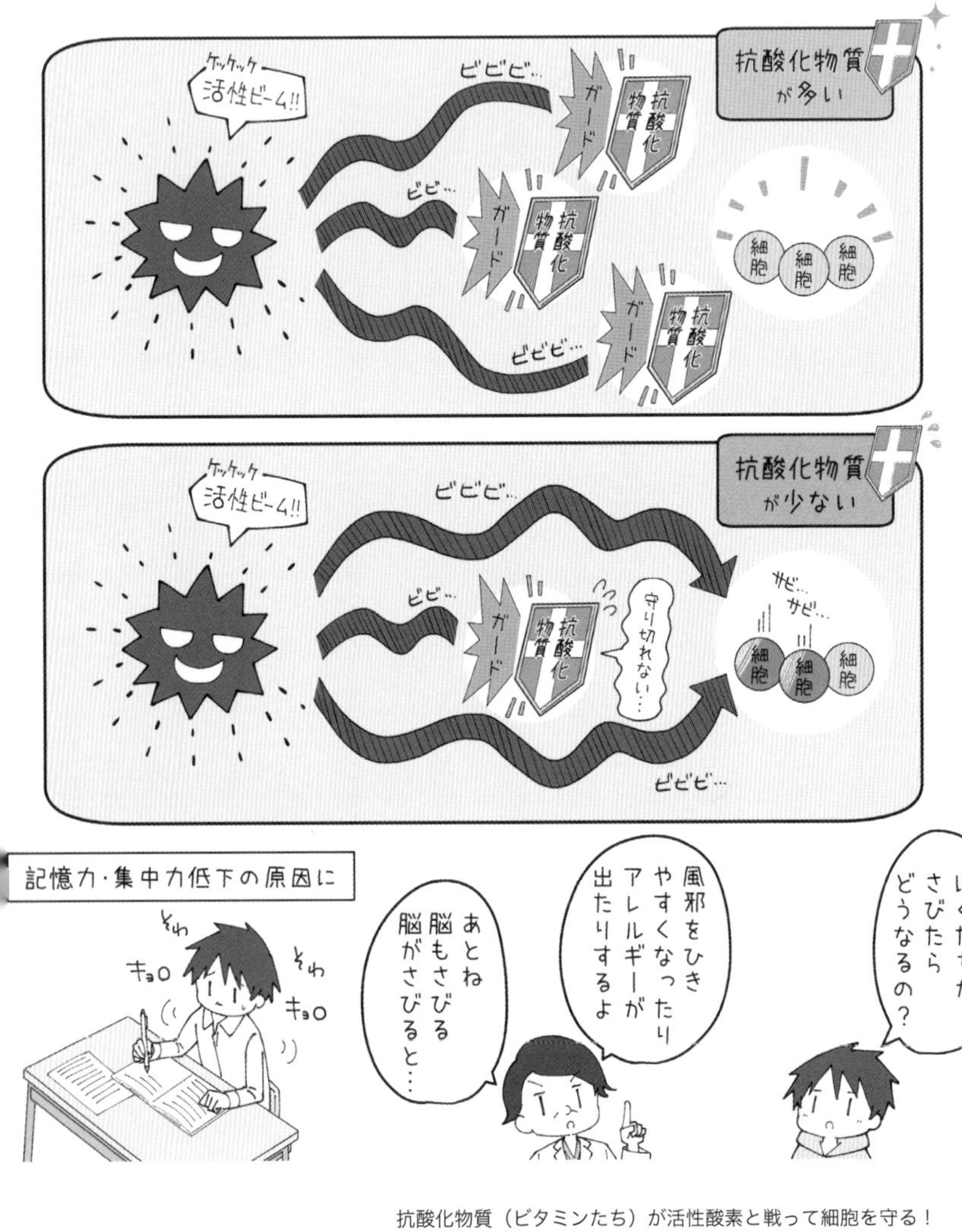

抗酸化物質（ビタミンたち）が活性酸素と戦って細胞を守る！

調理するのが面倒なら、下茹でしてある冷凍野菜を使うという手もあります。今の冷凍技術は進歩していて、旬の野菜の栄養をしっかり保っているのでおすすめですよ！

第5章で、管理栄養士さん直伝のテクニックを紹介していますので、ぜひ参考にしてみてくださいね！

お腹にいいから、乳製品を毎日食べさせてます！

第1章のアトピー・低身長に悩むBくんのように、身長を伸ばすには牛乳がいい、と思って実践しているご家庭は結構多いと思います。

確かに、牛乳に含まれるカルシウムはそれなりに多いのですが、実際のところ、牛乳を飲むことと身長が伸びることとの関連性は**医学的には証明されていません。**

また、腸の調子を整えるためには乳酸菌がいい、乳酸菌といえばヨーグルトだ！　と、毎日ヨーグルトを欠かさず食べている方も多いですね。

確かに、ヨーグルトには乳酸菌が豊富に含まれています。

それぞれに利点のある食品なのですが、実は、乳製品には意外な落とし穴があるのです。

乳製品の中に、カゼインというタンパク質が多く含まれています。

このカゼインはとても消化されにくく、腸の粘膜を傷つけて、炎症を起こしてしまうのです。

炎症を起こした腸の粘膜から、消化されきっていない食べ物の成分や、有害な化学物質、毒素などが体内に漏れ出してしまい、それにからだが反応することでアレルギーが起きてきます。

このような原因で、アレルギーを始めとしたいろいろな不調をきたしている状態を、リーキーガット症候群といいます。

リーキーとは「漏れる」、ガットは「腸」という意味の英語で、このからだの状態をよく表しています。

リーキーガット症候群は、カゼインだけでなく、小麦粉に含まれるグルテンや、悪玉菌、農薬や食品添加物などの化学物質も原因になります。

さらには、悪玉菌の一つであるカンジダ菌は糖質が大好物なので、糖質を摂りすぎると、悪玉菌が増えて腸内環境が乱れる原因にもな

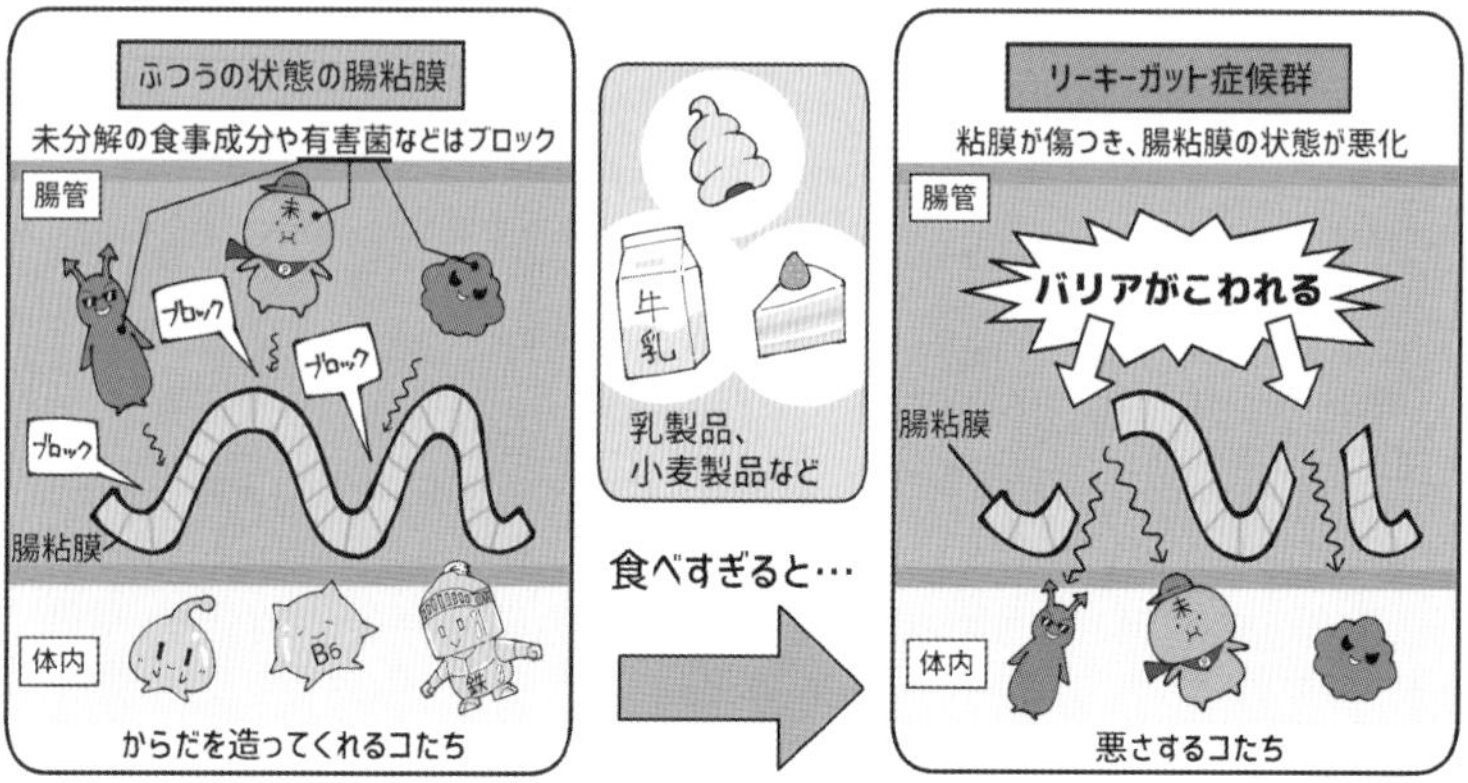

ふつうの状態の腸粘膜
未分解の食事成分や有害菌などはブロック
腸管
ブロック
ブロック
ブロック
腸粘膜
体内
からだを造ってくれるコたち
牛乳
乳製品、小麦製品など
食べすぎると…
リーキーガット症候群
粘膜が傷つき、腸粘膜の状態が悪化
腸管
バリアがこわれる
腸粘膜
体内
悪さするコたち

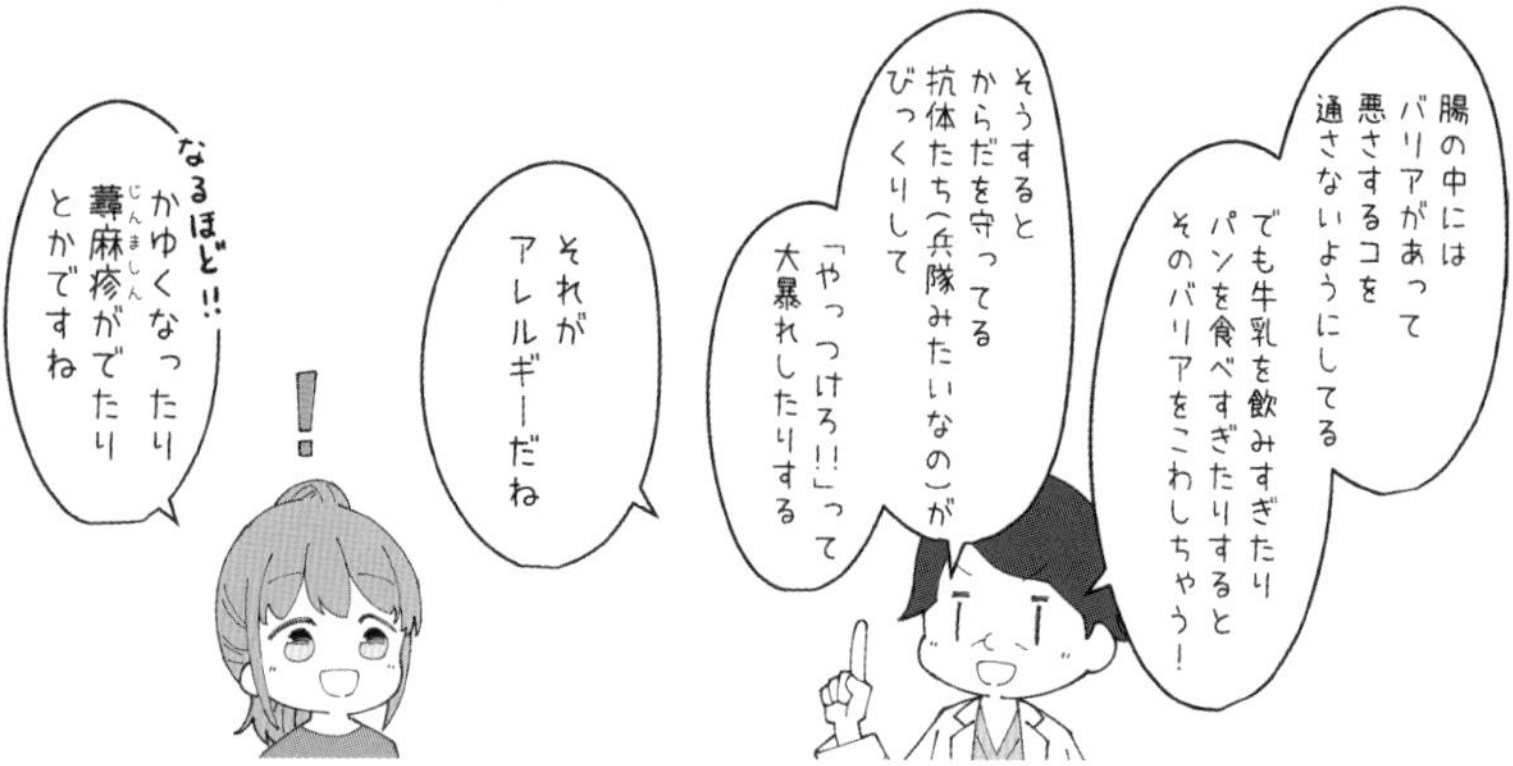

腸の中にはバリアがあって悪さするコを通さないようにしてる
でも牛乳を飲みすぎたりパンを食べすぎたりするとそのバリアをこわしちゃう！
そうするとからだを守ってる抗体たち（兵隊みたいなの）がびっくりして「やっつけろ!!」って大暴れしたりする
それがアレルギーだね
!
なるほど!! かゆくなったり蕁麻疹《じんましん》がでたりとかですね

ります。

いずれにしても、さまざまなからだの不調を防ぐために、まずは、**乳製品を過剰に摂取するのを控えること**をおすすめします。

牛乳を豆乳などの植物性の食品に代えるのは

手軽にできますし、今は植物由来のヨーグルトなども店頭に並ぶようになっているので、そういったものを試してみてください。

ビタミン補給のためにはフルーツが一番！

フルーツはからだに良さそうなイメージがありますよね。

確かにビタミンが豊富ではあるのですが、ほとんどが**ブドウ糖と果糖のかたまり**です。

つまりは、お目当てのビタミンよりも糖質を摂っていることになります。


特に、果糖は中性脂肪になりやすい性質があり、活動量の少ない夜に食べると、しっかり蓄えられて、肥満の原因にもなります。

ですから、ビタミン補給のために、たくさん食べればいいというものではありません。


とはいえ、フルーツを味わいたい時もあると思います。そんな時は、食べる時間に注意してください。

これから活動するという午前中なら、フルーツはエネルギーとして消費することができます。

ただし、食べすぎないようにしましょう！

成長期は質より量で勝負！

子どもが育ち盛りで、とにかくよく食べる！ というのは結構なことなのですが、おかずの割に主食が多い食べ方になってはいないでしょうか？

子どもはパンやめん類など炭水化物が好きですよね。食事の量をたくさん食べようとすると、つい、主食の量ばかりが増えがちです。炭水化物ばかりでは栄養になりませんし、糖質過多でバランスが良いとはいえません。

量をたくさん食べることが大事なのではなく、質が大事だということをしっかり頭に入れてください。

質とは結局、バランスがいい食事のことです。何かに偏ることなく、必要な栄養素を摂り入れる食事ができるといいですね。

いかがでしたでしょうか？
今の食生活が糖質過多になりやすいということはわかっていただけたと思います。

何しろ、手軽なものには糖質が多い。
忙しくて時間が取れない時、おにぎりやパンだけで食事を済ませたり、甘いものを食べたりして、一時的に空腹を満たすことができるのですからね。

でも、そんな食生活を続けていると、いつの間にか大事なからだに大きな負担をかけていくことになります。
そして、そのツケが後々、子どもたちの心とからだの不調として現れることになってしまいます。

ですから、まずはこれらのキケンな食習慣を改めることが大事です。

そのうえで、正しい栄養の知識を身につけていく必要があります。

次章で、まずは基本の栄養素について知ることから始めましょう！

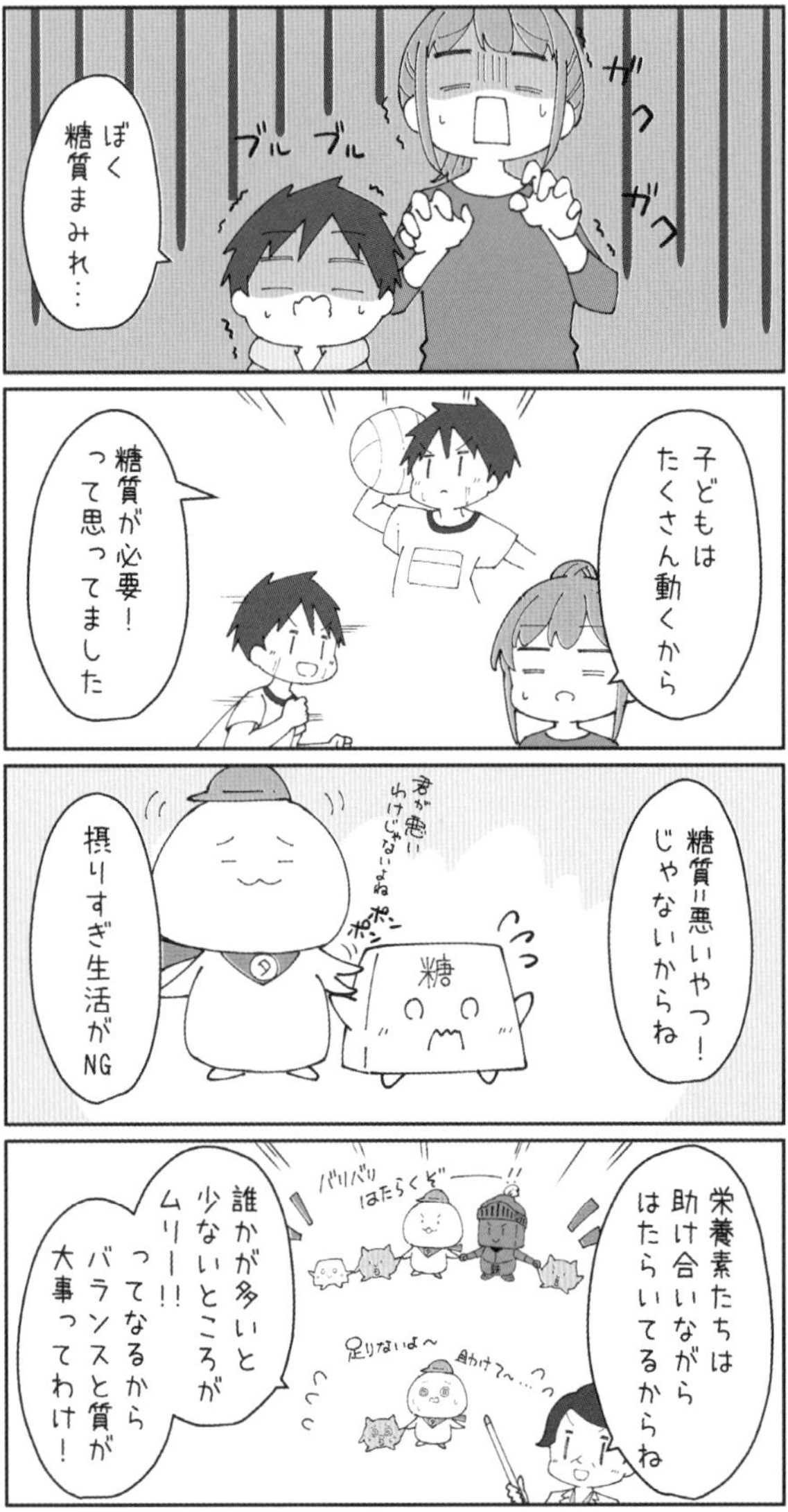
ガクガク
ブルブル
ぼく糖質まみれ…
子どもはたくさん動くから
糖質が必要！って思ってました
糖質＝悪いやつ！じゃないからね
君が悪いわけじゃないよね
ポンポン
糖
摂りすぎ生活がNG
栄養素たちは助け合いながらはたらいてるからね
バリバリはたらくぞーー!!
足りないよ〜
助けて〜…っ
誰かが多いと少ないところがムリー!!ってなるからバランスと質が大事ってわけ！

第3章

知識は薬より役に立つ！子どもを育てる5つの栄養素

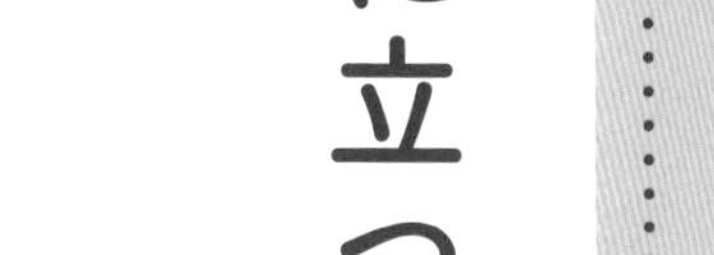

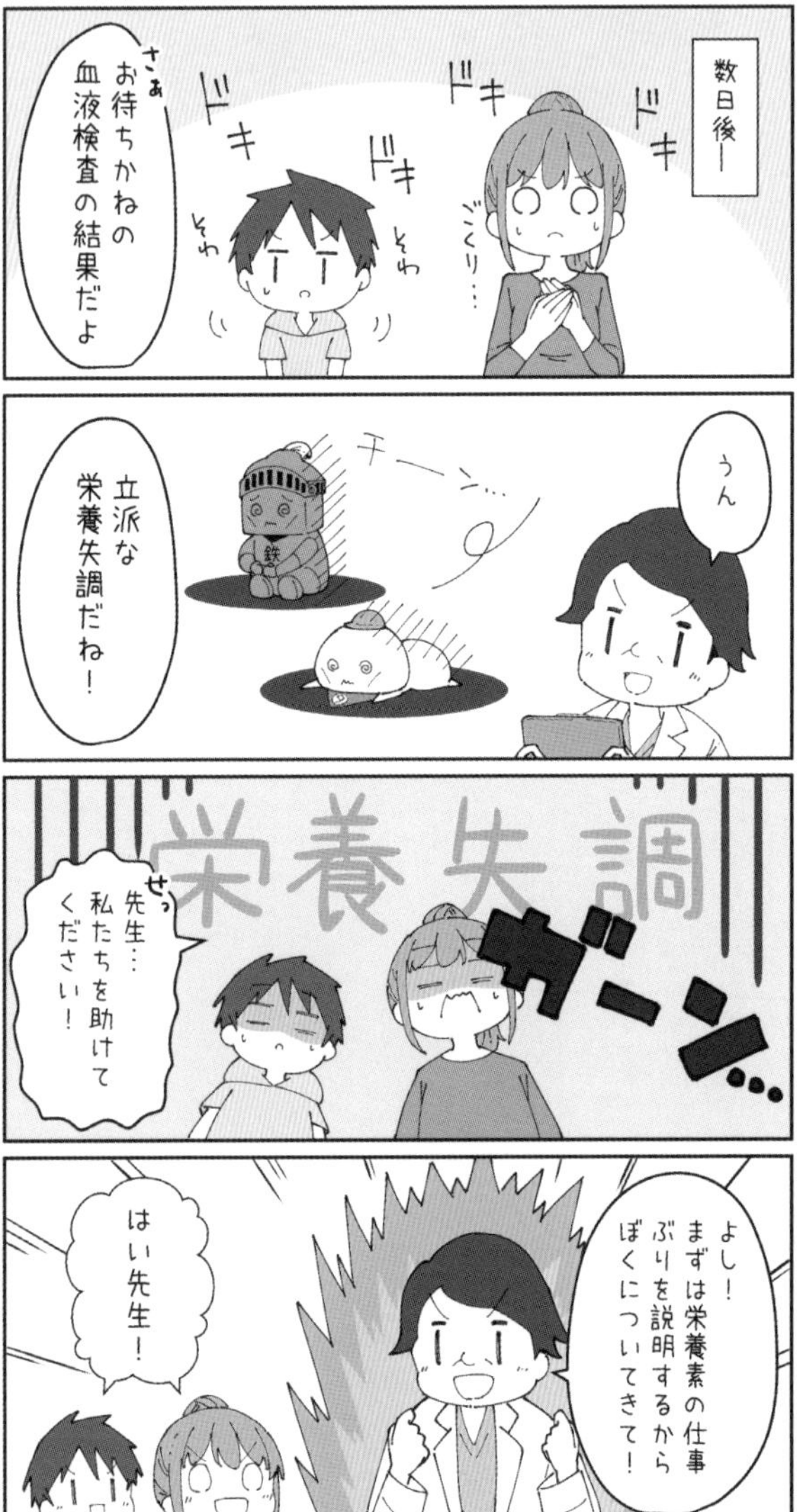
数日後―
ドキ
ドキ
ごくり…
ドキ
そわ
そわ
ドキ
さぁ
お待ちかねの
血液検査の結果だよ
うん
チーン…
鉄
立派な
栄養失調だね！
栄養失調
ガーン…
せっ
先生…
私たちを助けて
ください！
よし！
まずは栄養素の仕事
ぶりを説明するから
ぼくについてきて！
はい先生！

まずは押さえたい！　5つのキホン栄養素

ここまでお読みいただき、食事の重要性がわかっていただけましたね。子どもに起きている不調と栄養は、こんなにも密接に関わっているのです！

早速、うちの子にはどんな料理を作ったらいいの？　と思われたでしょう。でも、その前にまず、からだにはどんな栄養素が必要で、その栄養素はどのようにはたらくのかを、知っていただきたいと思います。

それがわかれば、
あれ？　この症状って、もしかして〇〇が不足しているのかな？

こんな食事をしていたら、〇〇のような不調が出ちゃうかもといった具合に、食事でお子さんの心とからだのメンテナンスができるようになります。

それでは次のページのチェックシートをみてみましょう。お子さんやご自身に当てはまるものはいくつあるでしょうか？

この本では、ただの知識としてではなく、実践的なツールとして、栄養を学んでいただきたいと思います。イラストを参考にして、それぞれの栄養素がからだに果たす役割をしっかりイメージしてください。「そういうことか！」が大事です。

前作に続き、ご紹介したい栄養素はたくさんありますが、子ども

症状別チェックシート

もしかしてウチの子○○不足かも・・・!?

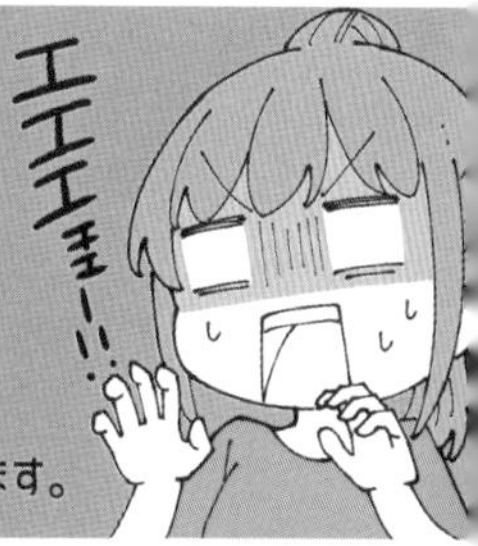

以下の項目の中で、該当するものを☑チェックしてみましょう。
さまざまなからだと心の症状と栄養の状態は、とても関係があります。

3項目以上該当するお子さんは・・・

タンパク質不足の可能性大!!

- □朝食を食べないことがある、好き嫌いが多い
- □肉や卵などはあまり食べない
- □ご飯やパン、麺などで食事を済ませてしまう
- □お菓子やジュースをよく好む
- □疲れやすい、やせている、体の線がほそい
- □肌があれている、湿疹ができやすい
- □身長が伸びない、爪が割れる
- □友人との関係がよくない、トラブルが多い
- □成長期である
- □スポーツをよくする

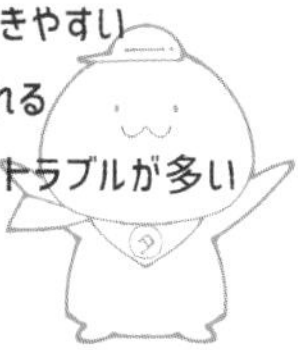

3項目以上該当するお子さんは・・・

ビタミンB群不足の可能性大!!

- □落ち着きがない、じっとして授業がうけられない
- □音に敏感だ
- □イライラしやすい
- □集中力が続かない
- □記憶力が衰えている
- □幻覚や幻聴、妄想が多い
- □疲れやすい
- □朝起きられない、夜更かしをする、悪夢をみる
- □友人との関係がうまくいかない
- □気分がゆううつになりやすい、落ち込みやすい

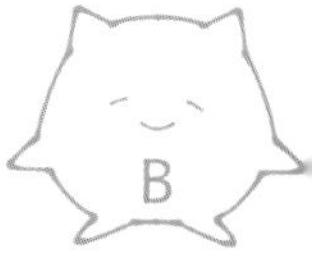

3項目以上該当するお子さんは・・・

ビタミンD不足の可能性大!!

- □骨折しやすい、脊柱側弯症《せきちゅうそくわんしょう》、O脚
- □身長が伸びない
- □歯が弱い
- □風邪をひきやすい
- □アトピー性皮膚炎、アレルギーがある
- □花粉症がひどい
- □喘息がある
- □自閉症、発達障害である
- □抑うつ状態、落ち込みやすい
- □攻撃的である

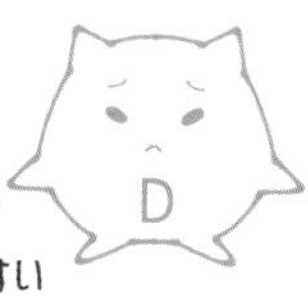

3項目以上該当するお子さんは・・・

鉄不足の可能性大!!

- □たちくらみ、めまい、耳鳴りがする
- □体育や部活でバテてしまう、疲れやすい
- □頭痛、頭重になりやすい
- □落ち着きがない、授業中座っていられない
- □勉強に集中できない、記憶力がわるい
- □授業中居眠りをしてしまう
- □動悸・息切れ
- □風邪をよくひく、寒がり
- □顔色が悪い
- □イライラしていることが多い

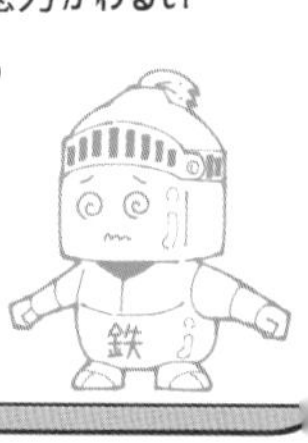

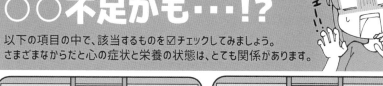

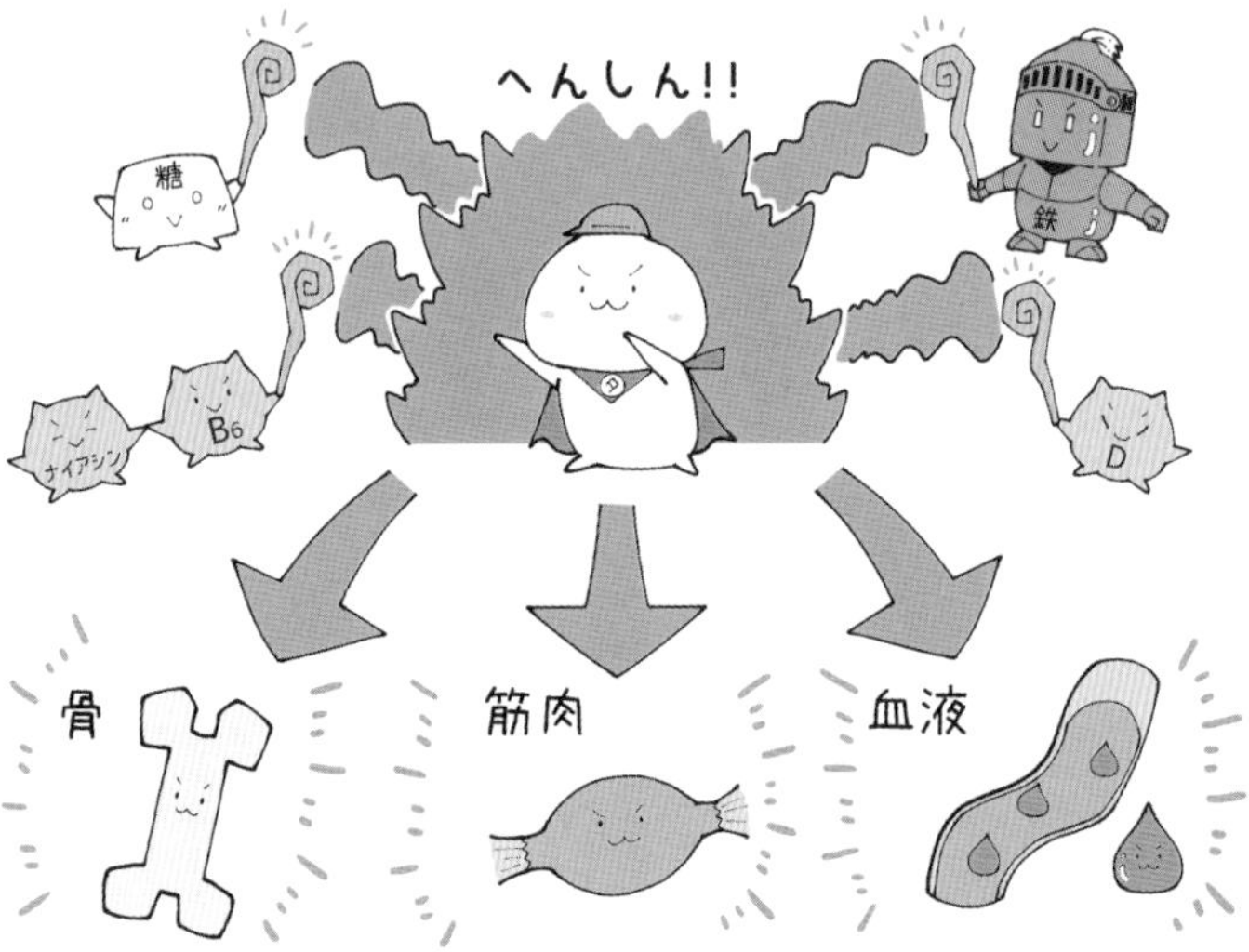

主役はタンパク質！　みんなの力で変身

の成長に欠かせない栄養素を、以下の5つに絞って解説します。

タンパク質
ビタミンB群
（ビタミンB6・ナイアシン）
ビタミンD
鉄
糖質

まずはこれだけ押さえれば大丈夫です！
意外と勘違いされている

ことが多いのですが、この5つの栄養素たちは、**すべてがからだの一部になるわけではありません。**

からだを造る主役がタンパク質だとしたら、あとの4つは強力なサポート役だと思ってください。栄養素はそれぞれ異なる役割を持っていることを知っておいてくださいね。

タンパク質――からだそのものを造る栄養素

まず、何といっても大切な栄養素がタンパク質です。

タンパク質はからだの主な材料といえるもので、すべての内臓や血液、骨や筋肉といった、人間を形づくるあらゆる組織がタンパク質から造られています。

それなのに、多くの人にタンパク質が足りていないのが現状です。タンパク質は絶えず使われていますから、意識して積極的に摂り入れなくてはいけない栄養素です。成長期にある子どもたちにとってはなおさらですね。

タンパク質は、脂質、糖質と共に、からだを動かすエネルギーになる三大栄養素の一つです。

私たちが生きるためのエネルギーは、細胞の中のミトコンドリアで造られていて、タンパク質はミトコンドリアを動かす燃料となるのです。

ちょうど車で例えると、エンジン部分がミトコンドリア、ガソリンの原料がタンパク質といった具合でしょうか。

不足すれば、造り出せるエネルギーは少なくなってしまいます。

からだの材料であり、燃料にもなるタンパク質が足りないと、体力がなくなり、元気もなくなってしまいます。疲れやすかったり、やる気が出なかったりするわけですね。

「朝起きられない」には理由があった

タンパク質から造られるものは、からだの主な組織や器官だけではありません。外から見えないほど小さいながら、重要なはたらきをするものもあります。そう、例えば**ホルモン**です。

ホルモンは、からだのさまざまなはたらきを調節しています。

からだの各所に、「もっとはたらいて！」とか、「今は休んでいい

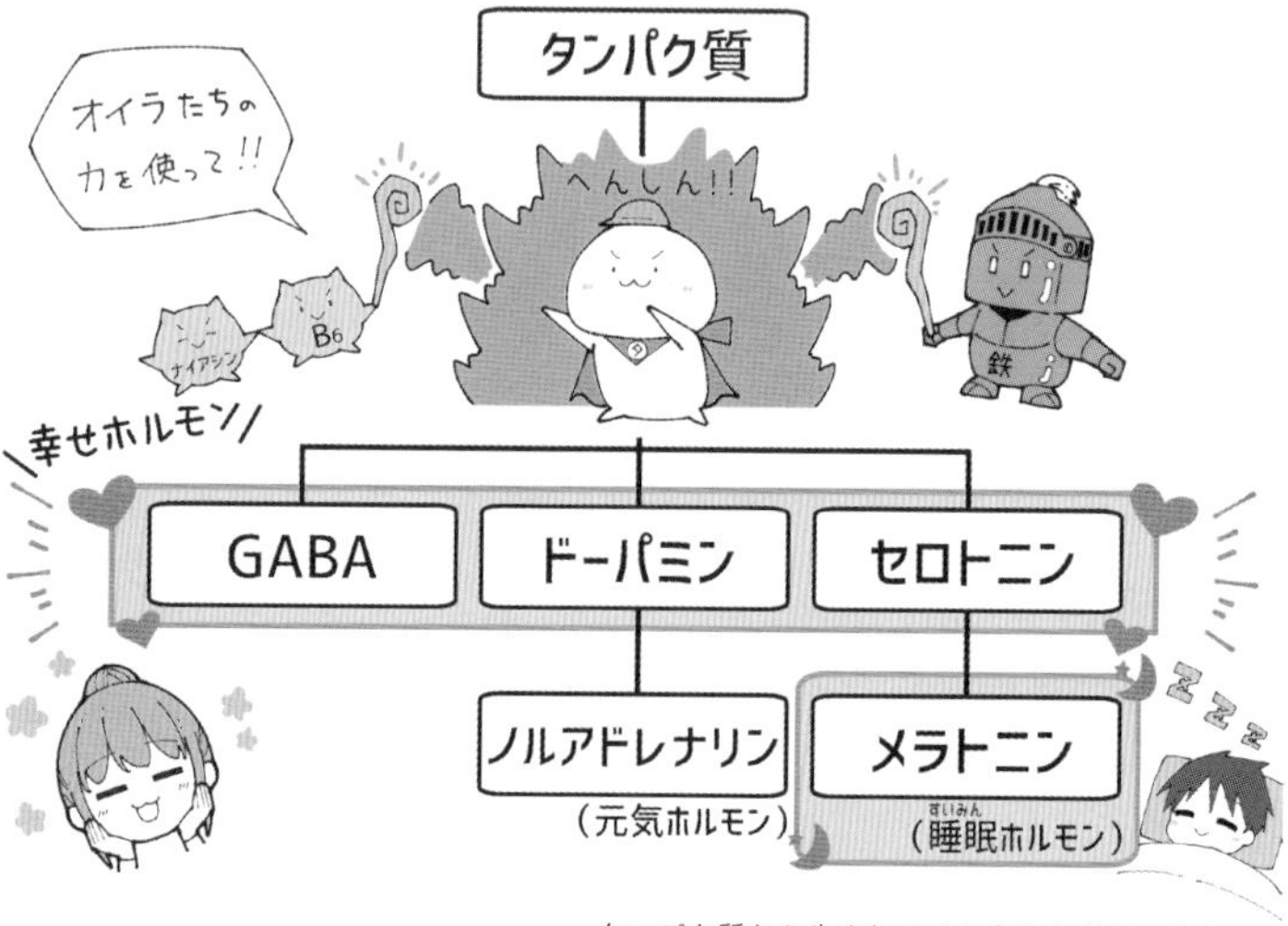

タンパク質から生まれるメンタルホルモンたち

よ」などの指令を出し、からだのバランスを取ってくれます。

　女性ホルモン、成長ホルモンなど、たくさんの種類のホルモンがあり、それぞれ異なるはたらきをしています。

　どのホルモンも大切な役割を担っていますが、子どもの不調に影響を与える代表的なものがメンタルホルモンです。

　例えばメラトニンという

ホルモンは、眠りと目覚めの状態を切り替えて、睡眠のリズムを調節するはたらきをしています。

タンパク質が不足して、睡眠ホルモンのメラトニンが少なくなると、夜に眠くなって、朝に目が覚めるという睡眠リズムが乱れ、質の良い睡眠を取れなくなってしまいます。

その結果、**日中の集中力が下がったり、授業中眠たくなったりする**という症状が出てきます。

第1章でご紹介した、朝起きられないCさんのように、学校生活に支障をきたす要因になります。

また、夜眠れなくなると、子どもたちはスマホを見たりゲームをしたりして、いつまでも起きていることが多くなります。

当然、朝起きられなくなり、だんだん学校に行けなくなったりという悪循環になりがちです。

もちろん、生活習慣の問題だけでなく、からだを休め、成長するためにも、十分な睡眠が必要なことは当然です。

メンタルホルモンは、他にも重要なはたらきをするものがありますが、それについては後ほど説明しましょう。

効率よく摂るにはどうすべき？

タンパク質はからだの主な材料であり、燃料でもあるということがよくわかっていただけたと思います。

とにかく、タンパク質をしっかり摂り、からだに材料を送り届け続けることが大事なのです！

タンパク質は、主に肉・魚・卵・大豆などの食品から摂取することができますが、吸収率の良さを考えると、**動物性の食品**から摂るのがおすすめです。

できれば、１回の食事で２種類以上のタンパク質を摂りたいところです。

納豆や豆腐などの大豆製品を食べる際に、じゃこを振りかけるといった、ちょっとした工夫で摂取量を増やすこともできますよ。

タンパク質のまとめ

・からだそのものになる栄養素
・タンパク質はからだを動かす燃料にもなる
・安眠・快眠に導く
・不足しがちなのでとにかく量をしっかり摂る！

ビタミンB群　エネルギー造りの強力な助っ人

ビタミンB群は、タンパク質、糖質、脂質といった三大栄養素が、スムーズにエネルギーに造り変えられるのをサポートしています。

ビタミンB群にはいくつもの種類が含まれており、それぞれはたらきが違います。どれも大事ではありますが、ここでは特に、子どものからだに大切なビタミンB6とナイアシン（ビタミンB3）をご紹介します。

タンパク質造りならお任せ ビタミンB6

ビタミンB6で一番重要なはたらきは、アミノ酸からタンパク質を造る時に、その活動をサポートすることです。
ちょっとややこしいのでくわしく説明します。

食事でからだに入ってきたタンパク質は、吸収されやすいように、細かなパーツ（アミノ酸）に分解されてから必要な場所に運ばれていき、各場所で細胞やホルモンなどに変換されています。これを合成といいます。

この活動をスムーズに進めるために酵素というものが必要で、ビタミンB6はこの酵素のはたらきをサポートしているのです。

タンパク質は、栄養素の中でからだの一部になるいわば主役ですが、タンパク質だけではからだの栄養になることができません。ビタミンB6というサポーターの存在があるからこそ力を発揮できるのです。

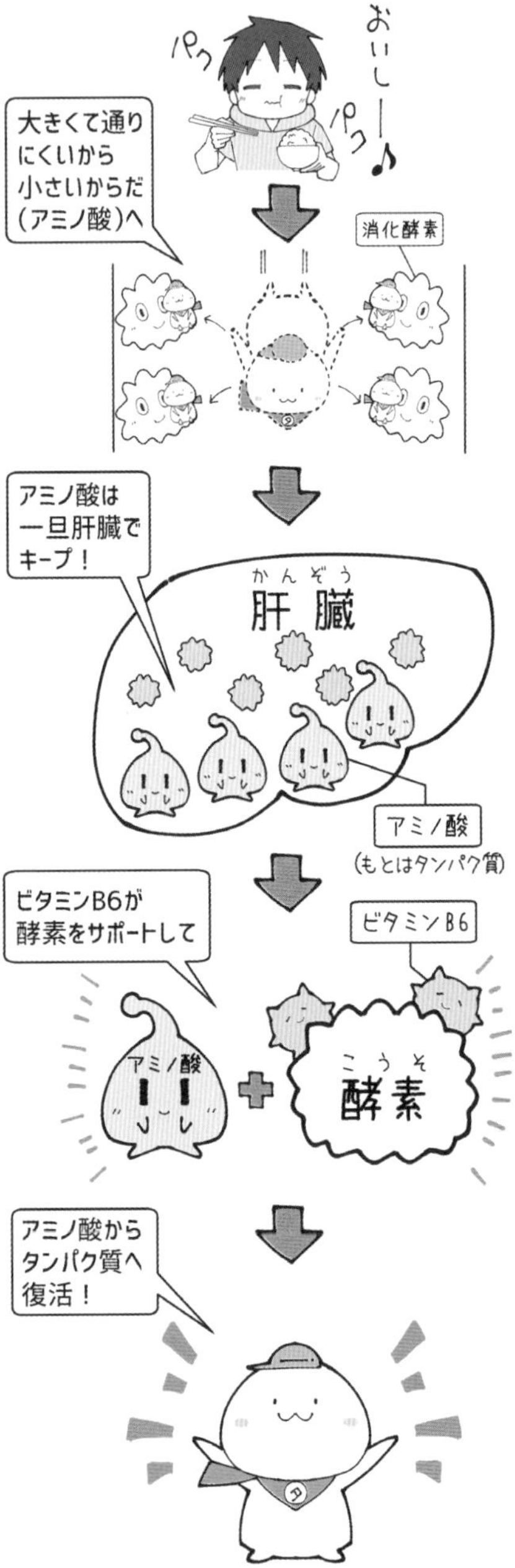
パク
おいしー！♪
パク
大きくて通りにくいから小さいからだ（アミノ酸）へ
消化酵素
アミノ酸は一旦肝臓でキープ！
肝臓《かんぞう》
アミノ酸
（もとはタンパク質）
ビタミンB6が酵素をサポートして
ビタミンB6
アミノ酸
酵素《こうそ》
アミノ酸からタンパク質へ復活！

部活動の疲労はナイアシン不足？

ナイアシンも、チームの一員としてタンパク質を造るサポートをしますが、その他、**筋肉の疲れを取る**という重要なはたらきをしています。

運動したあとの筋肉痛は、筋肉の中に溜まった乳酸によることは広く知られていますよね。ナイアシンはその乳酸の分解を助けてくれるのです。

部活動などで運動をしているお子さんにとって、疲労回復のために欠かせない栄養素です。

運動に限らず、肩こりなどの筋肉疲労の解消にも、ナイアシンは有効にはたらきます。

ビタミンB群の神髄はメンタルホルモン造りにあり！

先ほど、ビタミンB群はお互いに協力してはたらくとお伝えしましたが、ビタミンB6とナイアシンがタッグを組んで行うのが、メンタルホルモン造りのサポートです。

タンパク質の解説の中で、睡眠ホルモンのメラトニンについて説明をしましたね。

睡眠ホルモンの他に重要なメンタルホルモンとしては、元気ホルモンのドーパミン、安定ホルモンのGABA、幸せホルモンとして知られるセロトニンが挙げられます。

これらのホルモンはそれぞれはたらきが異なり、神経を興奮させ

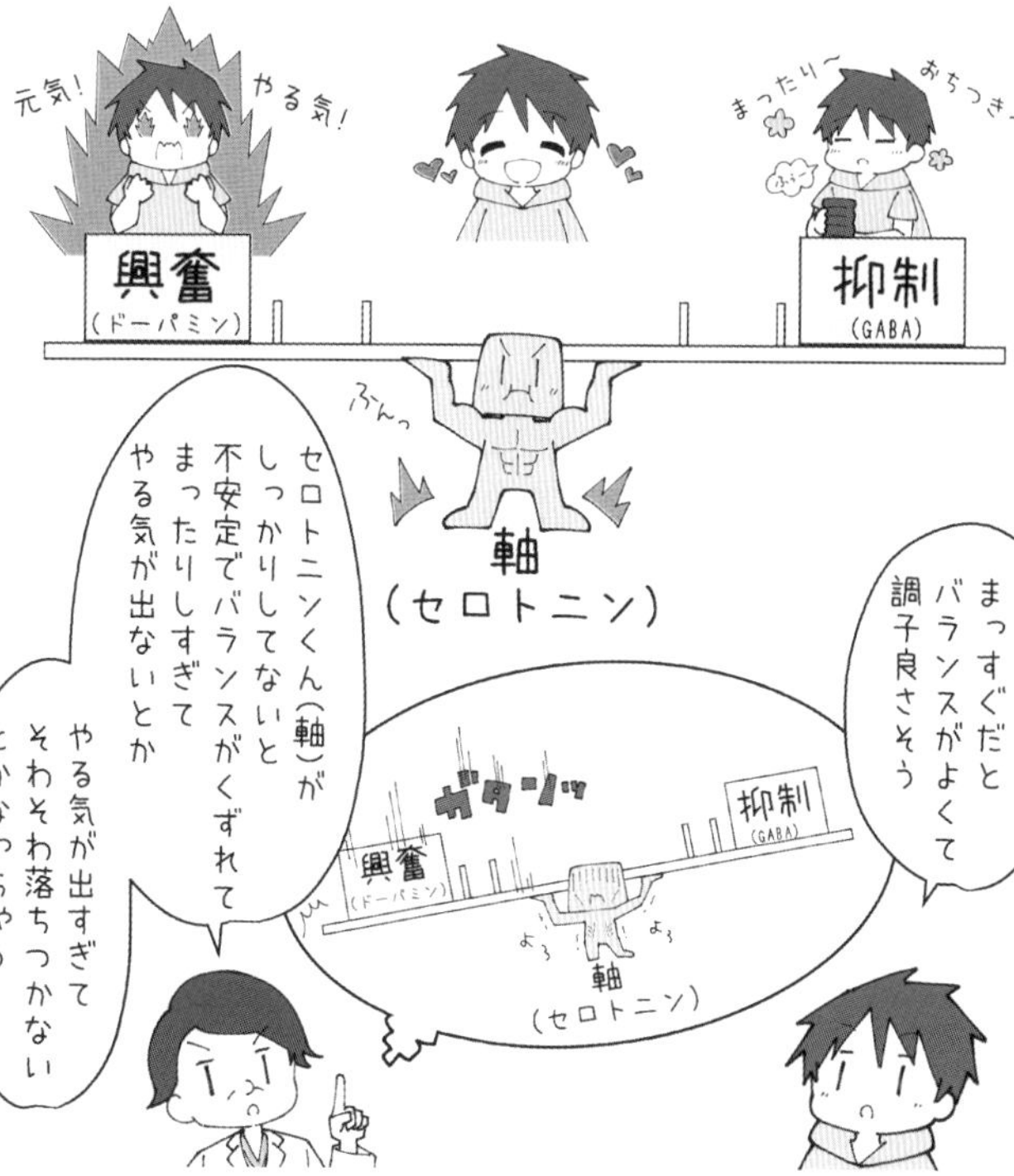
まったり〜
おちつき〜
抑制
(GABA)
元気!
やる気!
興奮
(ドーパミン)
ふんっ
軸
(セロトニン)
シーソーがまっすぐだとバランスがよくて調子良さそう
セロトニンくん(軸)がしっかりしてないと不安定でバランスがくずれてまったりしすぎてやる気が出ないとか
やる気が出すぎてそわそわ落ちつかないとかなっちゃう
抑制
(GABA)
興奮
(ドーパミン)
よろ
よろ
軸
(セロトニン)

メンタルホルモンバランス図

るもの、興奮を抑えるもの、調整するもの、というように、それぞれバランスを取ってはたらいています。

ビタミンB群不足が起きると、これらのホルモンのバランスが崩れてしまいます。

この「バランス」が肝心で、例えば、元気ホルモンばかりが多くなれば、落ち着きがなく多動傾向になってしまいますし、逆に抑制のホルモンばかりになれば、やる気がでない、うつのような状態になってしまう危険性があります。

糖質過多でビタミンB群が無駄遣いされる！

少しでも確保したいビタミンB群ですが、実は糖質によって無駄遣いされることがあります。

糖質は、からだにエネルギーとして必要な分は使われますが、お菓子の食べすぎやジュースの飲みすぎなど、過剰摂取で余った分は内臓に蓄えられます。

その時に、**ビタミンB群が大量に使われてしまう**のです。

糖質過多はこんなところにも影響が出てくるので、本当に要注意です。

どうやって摂る?

残念ながら、通常の食品からビタミンB群を摂取することは難しいのです。豚肉やナッツ類に含まれてはいるものの、微量のため「これさえ食べれば大丈夫」とはいい難いです。ですから、たくさん摂るというよりは、糖質過多で大量消費されないように注意しましょう。ビタミンB不足による不調がある場合は、ビタミンB群を多く含むサプリメントを摂取することをおすすめします。

ビタミンB群のまとめ
・ビタミンB6はタンパク質のサポート役
・ナイアシンは筋肉疲労を治す
・ビタミンB群はメンタルホルモン造りを助ける
・糖質過多はビタミンB群を消費するので要注意！

ビタミンD――新発見いっぱい！　神秘のビタミン

ビタミンDにさまざまなはたらきがあることが多くの研究からわかってきており、今や人にとってとても重要な栄養素です。

ビタミンDは、日光浴などで紫外線を浴びることで、人間が自ら造り出すことができるビタミンだということはご存知でしょうか？

そうは言っても、紫外線が昔よりも強くなり、皮膚へのダメージが気になる時代ですから、日光を十分に浴びる時間は短くなっていますし、増やすこともおすすめできません。

また、さまざまな生活環境の変化で、子どもたちが戸外で遊ぶ機会も減っているでしょう。


そもそも、ビタミンDは赤ちゃんがお腹の中にいる時や母乳を通してお母さんからもらい受ける栄養素です。

美肌が好まれる風潮もありますから、お母さんが本来持っているビタミンDも昔よりも減っています。特に日焼け止めを常用している方には不足している恐れがあります。

そう考えると、昔と比べていまが一番足りていない栄養素だと言えるかもしれません。

ビタミンDには本当にさまざまなはたらきがあります。

まず、子どもにとって重要なのは、**骨を丈夫にする**ことでしょう。ビタミンDは、腸の中でカルシウムが吸収されるのを助け、骨を造るサポートをしています。

ビタミンD不足は、成人の場合だと骨粗しょう症が心配されますが、子どもの場合は、「くる病」になる恐れがあります。

「くる病」とは、カルシウムやリンの不足によって、骨が弱くなる病気で、骨が曲がったり、骨折したりしやすくなります。

骨はからだを支えるものですから、ビタミンD不足は深刻です。骨が弱いということは、身長が伸び悩むことにもつながります。

その他、ビタミンB群と同じように、セロトニン、オキシトシンといった幸せホルモンを造るサポートをします。

ゲームが習慣化し、外に出ることが少ない子どもたちには、特にビタミンD不足が心配されるところです。ぜひ積極的に取り入れてみてください。

ビタミンDには、もう一つ大きなはたらきがあり、それが**免疫力を高めること**です。

アレルギーが起こる仕組みを第2章で説明したのを覚えていますか？

傷ついた腸粘膜からアレルギーの原因となる物質が体内に入り込み、抗体を造ることで起きているのでしたね。ビタミンDには腸粘膜を強くするはたらきがあるので、アレルギー物質の侵入を防ぐことができるわけです。

このようなはたらきから、アトピー性皮膚炎や花粉症の症状を抑えるのにもとても効果のあるビタミンなのです。

ビタミンDは近年、万能ビタミンとして注目を集めています。

いまご紹介したもの以外にも、効能が発見されていて、インフルエンザや風邪、結核の予防、さまざまながんの発症や進行の予防にも効果が認められているのです。

まさに万能ビタミンですよね！

日常生活で難しいのは、ビタミンDを多く含む食品が少ないということです。ですから、ビタミンDについては、サプリメントで積極的に摂取する必要があります。

ビタミンDのまとめ
・日光を浴びて、自ら造り出すことができる（紫外線の浴びすぎには注意！）
・カルシウムの吸収を助けて骨を丈夫にする
・メンタルホルモン造りをサポートする
・腸粘膜を強くして、免疫力を高める

鉄

酸欠と鉄不足の関係性

鉄はミネラルの一つです。

ミネラルはビタミンと同じく、からだの調子を整えるはたらきがあります。いろいろなミネラルがありますが、子どもの成長・発育にとって最も重要なミネラルが鉄です。

鉄の一番重要なはたらきは、何といってもヘモグロビンの材料となることでしょう。

ヘモグロビンは赤血球の中にあって、タンパク質と鉄でできています。このヘモグロビンに酸素がくっつき、からだの隅々に酸素が届けられます。

鉄が不足するとヘモグロビンが十分に造られず、酸素とくっつく力が弱まります。その結果、運べる酸素の量が減り、からだが酸素不足になるのですね。

鉄不足の典型的な症状として、**立ちくらみやめまい**、**息切れ**があります。これらは、からだが一種の酸欠状態になっているために起こ

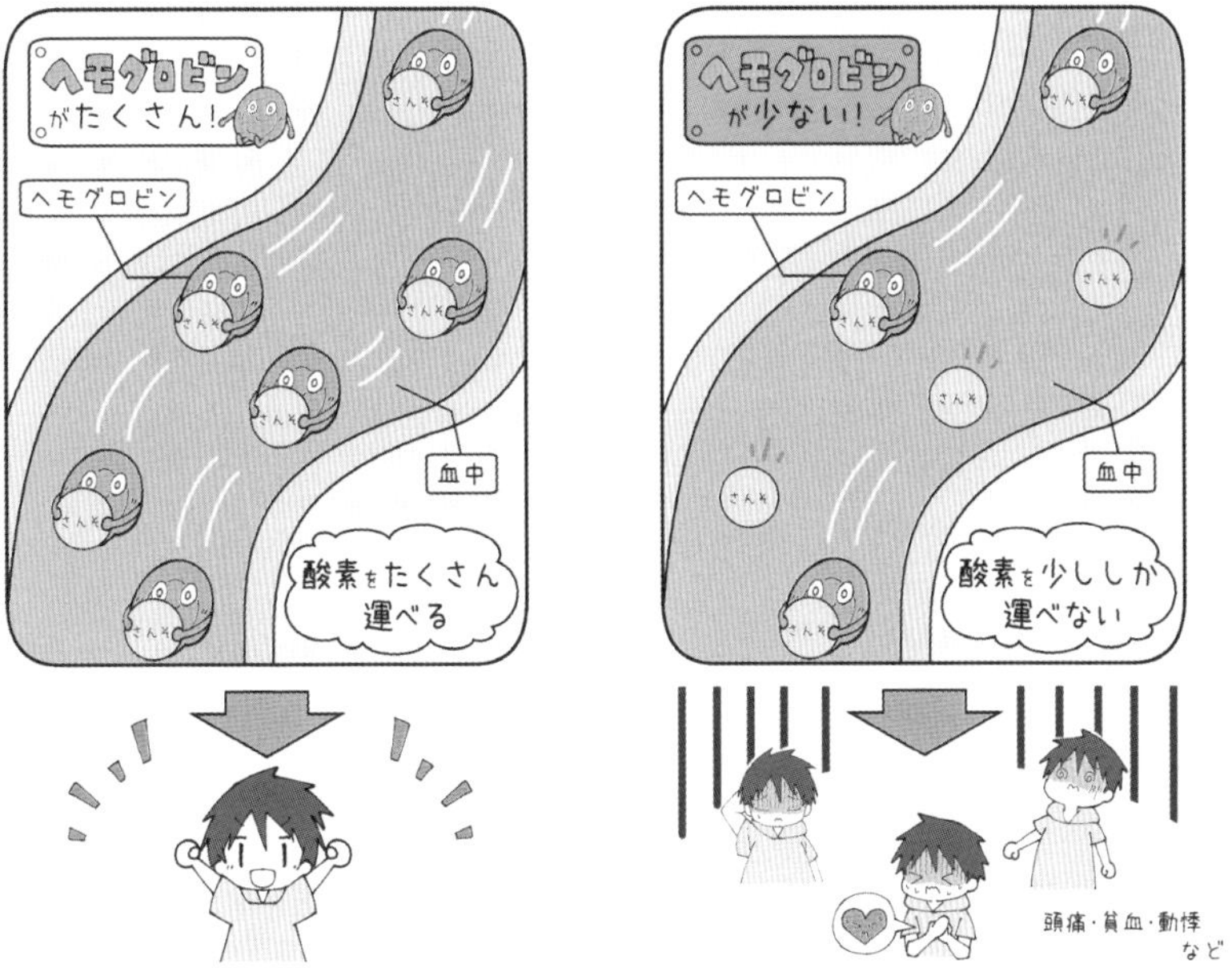
ヘモグロビンがたくさん！
ヘモグロビン
さんそ
血中
酸素をたくさん運べる
ヘモグロビンが少ない！
ヘモグロビン
さんそ
血中
酸素を少ししか運べない
頭痛・貧血・動悸など

ヘモグロビンのウォータースライダー。しっかり酸素をキャッチ

ると考えられています。

また、頭痛という症状で表れることもよくあります。

頭痛と貧血の関係性が意外と知られていないようですが、脳に運ばれる酸素の量が少なくなったため、酸欠が起きているのです。

ヘモグロビンを造るのに使われる他、鉄は骨や筋肉、脳の原料にもなります。皮膚のコラーゲンも、鉄を材料にして造られているんですよ。

生命活動に欠かせない、からだ中に酸素を届けるはたらきのあるヘモグロビンを造ることが優先されるので、どうしても生命に関わらない皮膚造りはあと回しになってしまいます。ですからきめ細かい丈夫な皮膚のためには、しっかり鉄を摂ることが大事なのです。

そして鉄もまた、セロトニン、ドーパミン、GABAなどのメンタルホルモンを造るサポートをしています。(90ページ図参照)

血液検査でなぜわからない？かくれ貧血

さて、冒頭で、通常の血液検査で栄養失調はわからない、という話をしたのを覚えていますか？

特に、貧血状態はよほど鉄分が不足していないと自覚症状として出てこないのでなかなか気づけないのです。

通常の血液検査では、ヘモグロビンの数値で貧血かどうかの判断をしています。

ところが、ヘモグロビンが正常であっても鉄分が足りていない状態が多いので、このような状態を「**かくれ貧血**」といいます。

このかくれ貧血を見つけるには、からだにどれくらい鉄が残っているかを示す、**血清フェリチン値**を知る必要があるのです。

血清フェリチン値を測る血液検査は、栄養療法を行っている病院でなくても受けられます。気になる方はぜひ、かかりつけ医に相談してみてください。

鉄のまとめ

・一番重要なはたらきはヘモグロビンを造ること
・骨や筋肉、脳、皮膚の材料にもなる
・鉄もメンタルホルモン造りをサポートする
・かくれ貧血かどうかを知るには、「フェリチン値」の検査が必要

糖質
嫌わないで！　本当は大切な栄養素

　これまで、糖質過多の弊害についてたくさん説明してきました。世の中に、「糖質制限」「糖質オフ」といった言葉が浸透して、糖質は摂ってはいけないもの、というふうに思われたかもしれませんね。

　本当はそうではなく、エネルギー源として、人間のからだには欠かせないものです。糖質には、素早くエネルギーとして利用されるという利点もあります。

　また、使われなかった糖質は、いざという時のために肝臓や筋肉に蓄えられます。

　ですから、糖質はからだに必要な栄養素であることは間違いありません。

第2章でお伝えしたとおり、問題なのは、糖質そのものではなく、糖質を過剰に摂取することです。そして、私たちの食生活が、つい糖質過多に傾きがちだということです。

お菓子やジュースといった甘いものやフルーツはもちろん、パンやめん類、お米などの炭水化物も糖質でしたね。

食事で炭水化物を食べる際に、

・白米に雑穀を混ぜる
・食べ方の順番を変え、野菜やおかずを主食の前に食べる
・主食をお代わりしない
・主食（おにぎり、ラーメン、パン類）だけの食事にならないようにする

このように心がけるだけでも、からだへの影響はずいぶん違って

きます。

糖質のまとめ

・糖質は三大栄養素の一つ
・すぐに役立つエネルギーとして大切
・糖質そのものではなく、過剰な摂取が問題
・子どもにはゆるやかな糖質制限を！

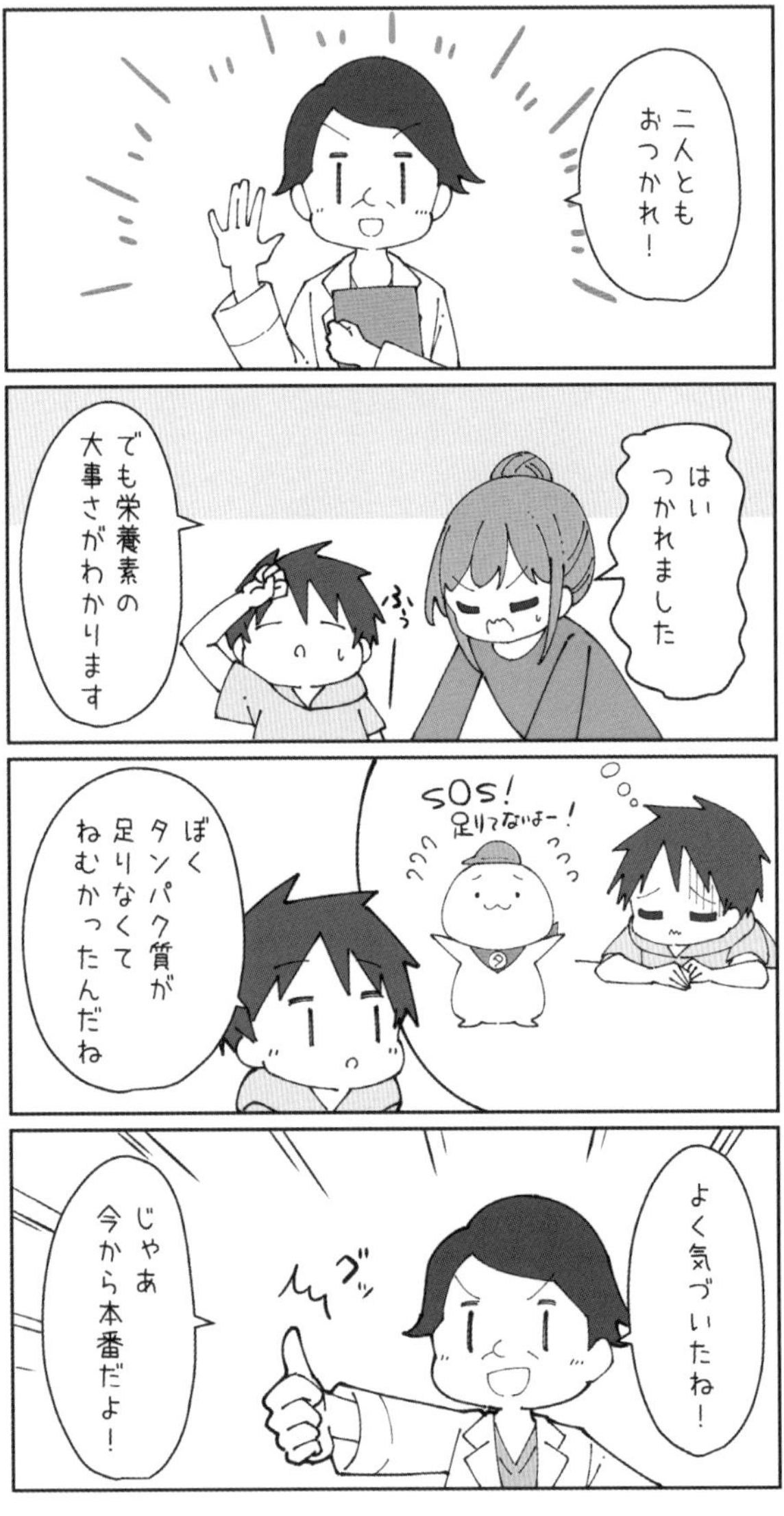
二人ともおつかれ！
はい
つかれました
ふぅ
でも栄養素の大事さがわかります
SOS!
足りてないよー！
ぼく
タンパク質が
足りなくて
ねむかったんだね
よく気づいたね！
グッ
じゃあ
今から本番だよ！

第4章

よくある困った症状別！
いま必要な栄養
レスキューはこれだ！

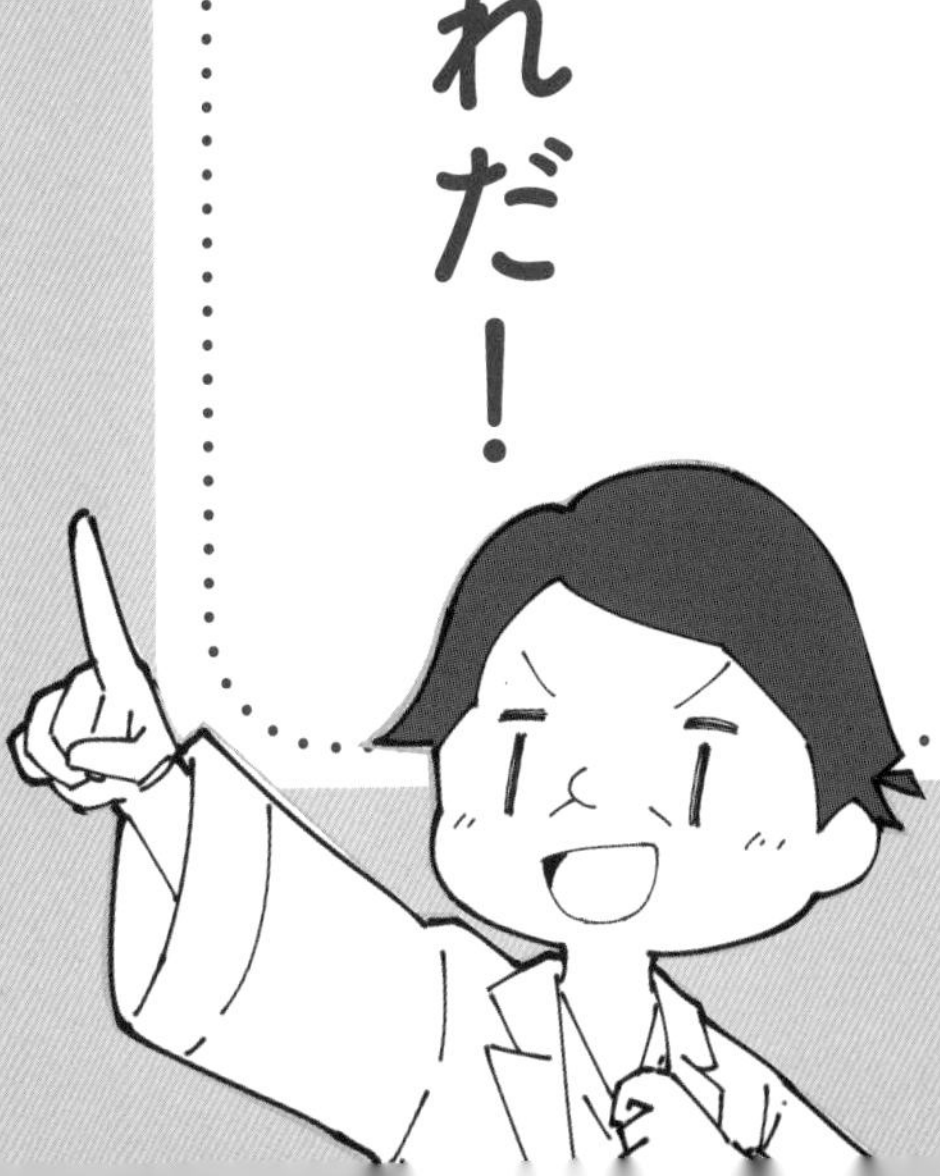

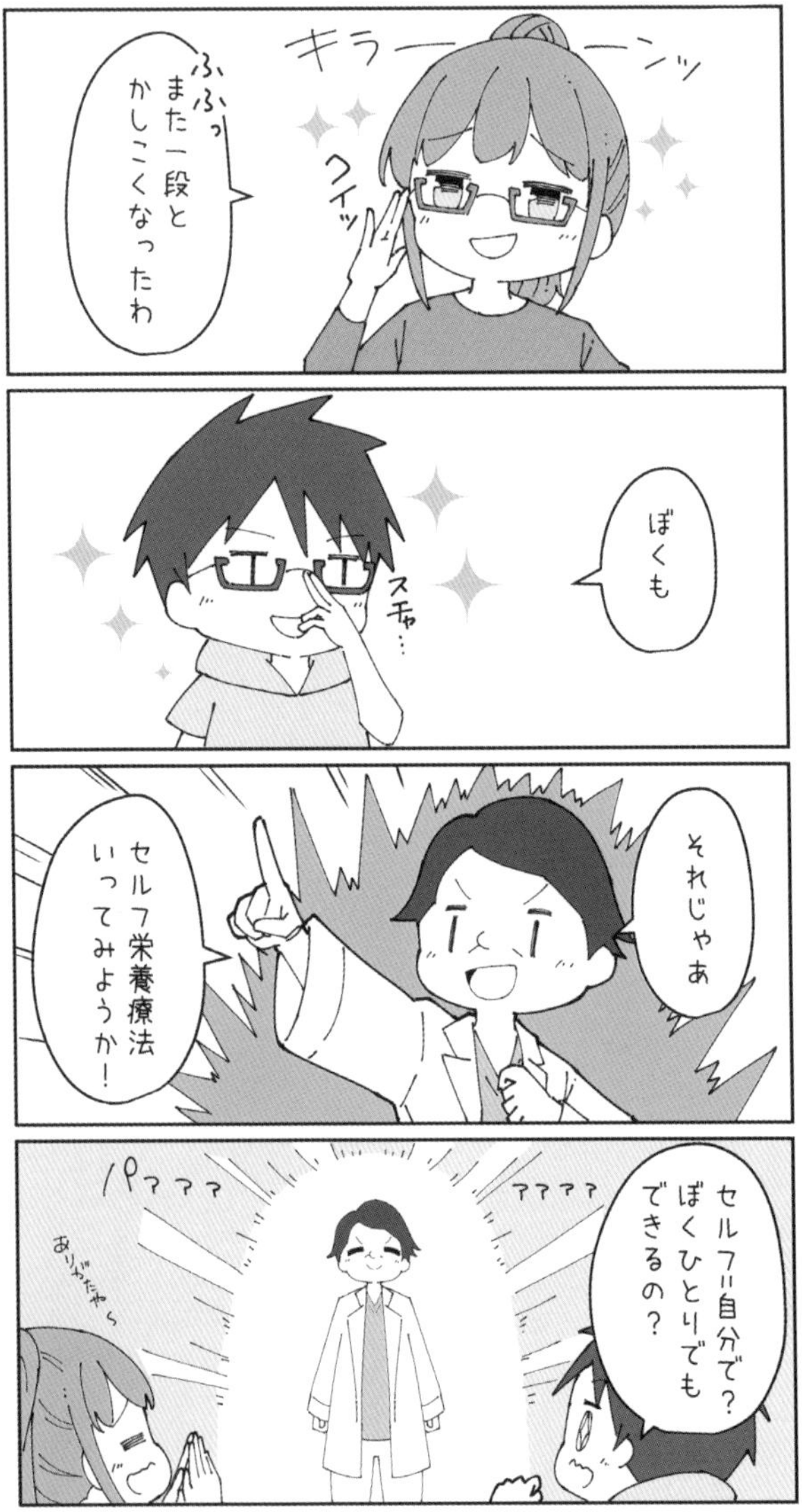
キラーーーーンッ
ふふっ
また一段とかしこくなったわ
クイッ
ぼくも
スチャ…
それじゃあ
セルフ栄養療法いってみようか!
セルフ=自分で?ぼくひとりでもできるの?
パァァァァァァァ
ありがたや〜

困った症状、足りない栄養は何だろう？

ここからは、第３章で学んだ栄養の知識を使って、実際に症状にアプローチする方法を考えてみたいと思います。

いわば、自宅でできる**セルフ栄養療法**です。

からだにこんなエラーが起きているということは、〇〇が足りていない！　というように導き出していきます。

私のクリニックにやって来る子どもたちに多く見られる症状をお手本にして、一緒に解決方法を考えてみましょう！

ひょっとしたら、あなたのお子さんにも当てはまる症状があるかもしれません。

必要があれば、前のページに戻りつつ、読み進めてくださいね。

よくある子どものお悩み6例

お悩み① ―― 朝起きられない、学校に行けない

朝起きられないということは、睡眠バランスが崩れているということです。睡眠のバランスに大切なはたらきをしているのは何だったでしょう？　そう、睡眠ホルモンのメラトニンでしたね。

ですから、睡眠ホルモンが足りていない可能性があります。

つまり、前章で学んだメラトニンの材料であるタンパク質が足りないわけです。（90ページ参照）

また、メンタルホルモンを造るサポートをするのはビタミンB群

と鉄でしたから、

①タンパク質
②ビタミンB群
③鉄

をしっかり摂ればいいわけです。

どうでしょう？　セルフ栄養療法の基本的な考え方はわかりましたか？

少し深い話をしますね。

実は今、**起立性調節障害**と診断されている子どもたちが増えています。

起立性調節障害は、はっきりとした病気ではなく、自律神経のバランスが崩れることで起こるとされています。

起き上がったり、立ち上がったりする際に、めまいやふらつきを起こす、からだの不調です。

この症状のお子さんは朝起きられないことが多く、そのために学校に行けなくなるケースもたくさんあります。

血液検査をしてみると、ビタミンDが欠乏していることがとても多いのです。

ビタミンDは、メンタルホルモンを造るのに大切なはたらきをしているのでしたね。

食材から摂取することが難しいため、サプリメントの力を借りるのもおすすめでした。

ちょい足しアドバイス

朝しっかり起きるために

★肉・魚・卵などは鉄分を多く含む動物性タンパク質なので特に

おすすめ！
★朝目覚めたらカーテンを開け、1分ほど朝日を浴びる。睡眠ホルモンのメラトニンの分泌が抑えられる！

おすすめレシピは第5章148ページをチェック！
こちらのQRコードからレシピ集もご覧いただけます。

お悩み② イライラする、キレやすい

こういった症状も、お子さんの性格の問題ではなく、脳に栄養が足りていないことで起きてきます。

脳内のホルモンには、やる気を高める興奮系のもの、安定させる抑制系のもの、これらを調整する調節系のものがあり、バランスが

取れているのが脳（精神状態）の安定した状態でしたね。

イライラする、キレやすいというのは、このバランスが崩れて興奮系のホルモンが優勢にはたらいている時に起こります。

これは、GABAなどの抑制系のホルモンやセロトニンといった調節系のホルモンが不足しているからなのです。

ということは、これらのホルモンの原料であるタンパク質、そしてビタミンB6、ナイアシンといったビタミンB群の不足が考えられますね。

それから鉄不足の可能性もあります。

鉄もメンタルホルモンを造るのに必要で、これらの栄養素が足りなくなると情緒が不安定になって、イライラしたり、キレやすくなっ

たり、ということが起こります。（90ページ参照）

特に、成長期の子どもたちは、脳の発達や筋肉、骨の成長のために鉄の消費が激しいので、大人よりも鉄不足が起こりやすいのです。

部活などで運動しているお子さんは、なおさら注意が必要です。

ちょい足しアドバイス

心を安定させるために

★レバーや赤身の肉、貝類、豆類、海藻に鉄分が豊富！
★鉄分を摂るためにサプリメントの力を積極的に借りる

おすすめレシピは第5章149ページをチェック！
こちらのQRコードからレシピ集もご覧いただけます。

鉄を補いたい場合に知っておいていただきたいことがあります。

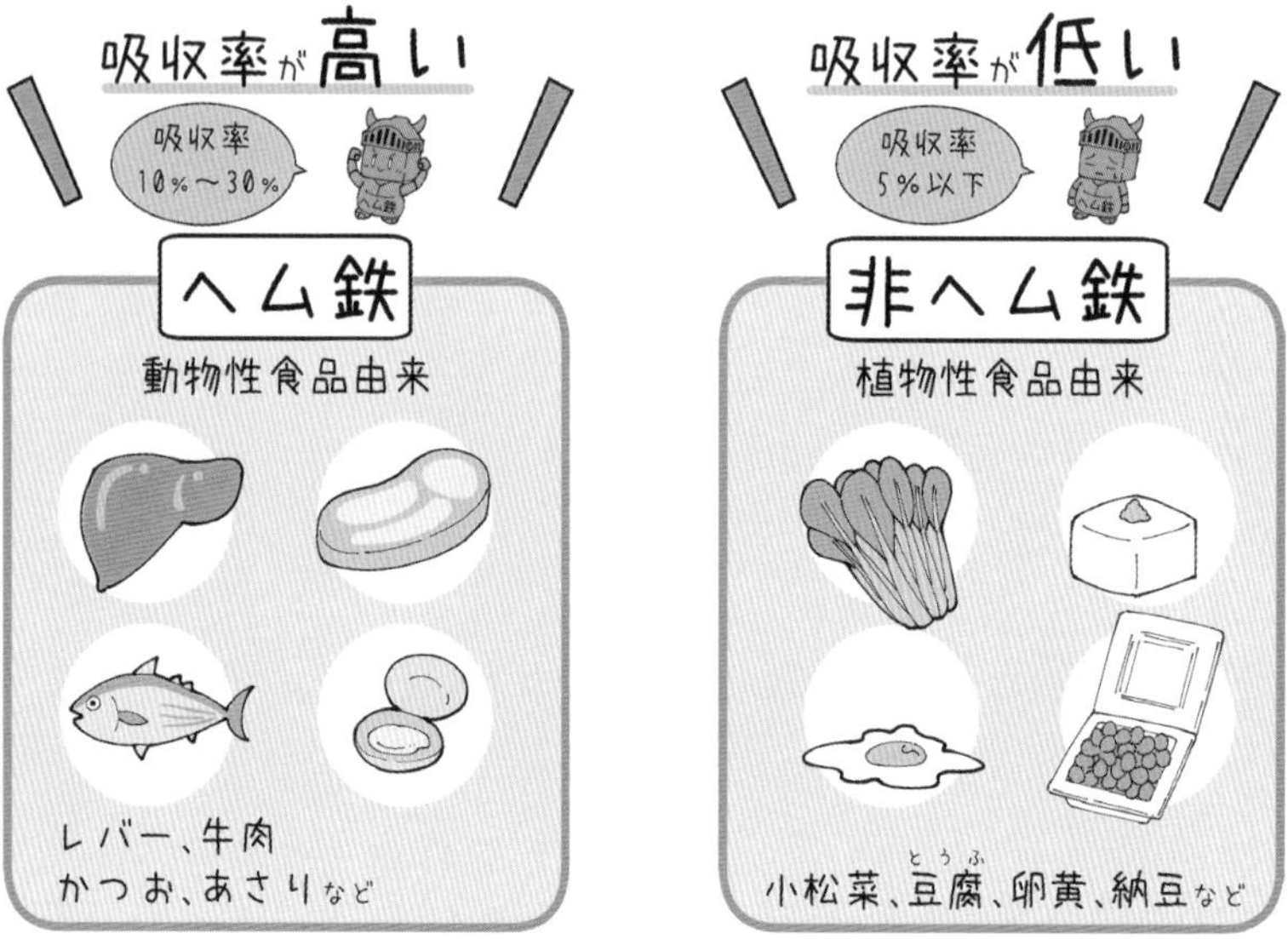

鉄には「**ヘム鉄**」と「**非ヘム鉄**」の2種類があるということです。

おもに、肉や魚に含まれているのがヘム鉄で、野菜や穀物に含まれているのが非ヘム鉄です。

ヘム鉄は非ヘム鉄に比べて、**吸収率が4、5倍高い**とされ、タンパク質が補給できることを考えても、動物性食品を食べることでのヘム鉄の摂取をおすすめします。

お悩み③ 身長が伸びない

背を伸ばすには、骨や筋肉を造る材料が必要です。ですから、まずはタンパク質ですね。

その次に、鉄不足を疑ってみましょう。

鉄は運動をすることによって、筋肉でたくさん使われてしまうので、運動量の多いお子さんは、より多く摂る必要があるのでしたよね。

鉄は、骨と筋肉の成長に欠かせないミネラルです。

身長の高さはある程度は遺伝によりますが、だからといってあきらめてはいけません。子どもには無限の可能性があります。たっぷり鉄を摂らせてあげて、その子の未来に向けて最高のからだにしてあげましょう！

ちょい足しアドバイス

ぐんぐん大きくなるために

★鉄の消費が激しい子どもには特にヘム鉄をチョイス

おすすめレシピは第5章150ページをチェック！
こちらのQRコードからレシピ集もご覧いただけます。

お悩み④ アトピー性皮膚炎

アトピー性皮膚炎は一生治らないのではないかと心配される方がいますが、皮膚をからだの内側から丈夫にすることでちゃんと治すことができますから、どうぞ安心してください。

アトピー性皮膚炎には、いくつかの要因が考えられますので、一つひとつ丁寧に考えていきましょう。

まず、皮膚の異常ですから、改善するために丈夫な皮膚造りを目指します。皮膚の原料は、タンパク質ですから、これを十分に摂ることがとても大切です。

美容に興味がある方なら、コラーゲンという言葉を聞いたことがあると思います。このコラーゲンもタンパク質でできています。コラーゲンが少なくなると、水分がうまく保てなくなり、乾燥してかゆみが強くなるわけです。

コラーゲンについては、前作「え、私って、栄養失調だったの？その不調は病気でなく状態です！」の第４章１２６ページでくわしく扱っていますので、ご興味のある方はぜひ、参考になさってくださいね。

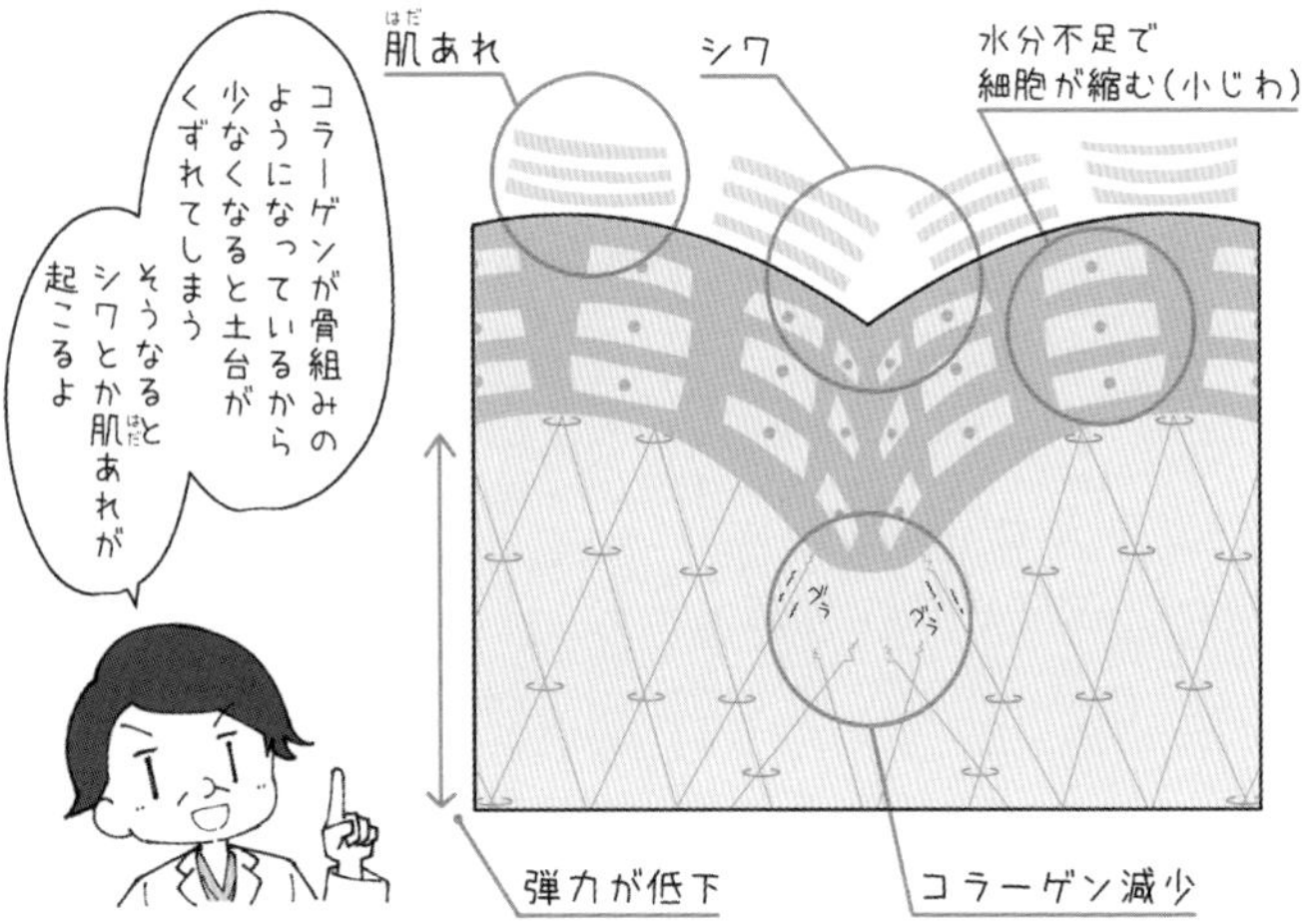
コラーゲンが骨組みのようになっているから少なくなると土台がくずれてしまう
そうなるとシワとか肌《はだ》あれが起こるよ
肌《はだ》あれ
シワ
水分不足で細胞が縮む(小じわ)
弾力が低下
コラーゲン減少

もう一つの原因として大切なことは、アトピー性皮膚炎は**アレルギーによる症状**だということです。

ですから、免疫力を高める栄養素である、ビタミンD不足が考えられますね。

その他の大きな要因としては、**腸内環境の乱れ**があります。

さまざまな原因で傷ついた腸の壁を、消化されていないタンパク質や毒素、食品添加物などの化学物質が通り抜け、体内に入り込んでアレルギー疾患を起こすのが、リーキーガット症候群でしたね。

これがアトピー性皮膚炎の原因にもなっています。


時々、生まれて数ヶ月の赤ちゃんがアトピー性皮膚炎と診断され、私のクリニックを受診されることがあります。

本来なら、お母さんの母乳しか飲んでいない赤ちゃんが、食べ物や外からの原因でアトピー性皮膚炎にかかるなんてことは考えにくいですよね。

では、どうして、赤ちゃんがアトピー性皮膚炎と言われてしまう状態になるのでしょうか？


そもそも、お母さんのお腹の中にいる時は、赤ちゃんは無菌状態でいます。そして出産の時に、産道でお母さんの腸内細菌に接触し、それをもらい受けて生まれてくるわけです。

こういう点からも、赤ちゃんがお腹の中にいる時から、お母さんが自分のお腹の腸内環境を整えておくことはとても大事なことなのです。

ちょい足しアドバイス

丈夫な肌を造るために

★野菜・未精製の穀物・豆類などに多く含まれる食物繊維は、善玉菌のエサになるので腸内環境改善にGOOD

おすすめレシピは第5章159ページをチェック！

こちらのQRコードからレシピ集もご覧いただけます。

お悩み⑤　片頭痛

子ども大人問わず、頭痛に悩む方は本当に多くいらっしゃいます。みなさん驚かれるのですが、そのほとんどの原因は栄養不足です。

頭痛は、脳にしっかりと酸素が運ばれずに、脳が酸欠の状態になって起こります。脳が酸欠になると、脳の血管を拡げて酸素をたくさん送ろうとします。この、脳の血管が拡がって起こる痛みが頭痛であり、片頭痛です。

酸素を運ぶのは、赤血球のヘモグロビンでしたね。

酸素がうまく運ばれないということは、ヘモグロビンが少ない、もしくは品質が悪いということです。

ヘモグロビンの材料は、そう、鉄でした。

ですから、片頭痛の大きな原因が鉄不足というわけです。

脳はとても大切です。

そこに酸素が十分に届かないとなると、血液のポンプの役割を果たしている心臓は、なんとか必死に頑張ります。そのために、動悸や息切れが起きたりもします。

鉄に加えて、**ビタミンD不足も片頭痛の原因**だということを示している医学論文もたくさん発表されています。病院で検査をしても異常がない頭痛の場合、たいていの頭痛は鉄とビタミンD不足で起こっています。

片頭痛を治すために

★サプリメント以外に、しゃけなどの魚介類でビタミンDを摂取

★お肉を食べる時はレモンをひと絞り!

ビタミンC（他にはブロッコリーやいちごなど）には鉄の吸収を高める作用あり

おすすめレシピは第5章151ページをチェック！
こちらのQRコードからレシピ集もご覧いただけます。

お悩み⑥ お腹の調子がいつも悪い

ひんぱんにお腹が痛くなったり、下痢や便秘を繰り返したり、というお子さんはたくさんいます。

お腹の調子が悪いことが当たり前になっていて、よほどひどくない限り大人に伝えないため、お子さんのこのような不調を知らない親御さんは案外多いように思います。これはとても問題です。

このような症状が、腸内環境の乱れから起こっているのは簡単にわかりますよね。
腸内の環境が悪くなって炎症が起こると、水分を吸収する機能がうまくはたらかず、下痢をしたり、その反対に便が硬くなったりします。

腸内環境は腸内細菌の善玉菌が整えていて、その代表的なものが乳酸菌でしたね。乳酸菌をしっかり摂ることは大事ですが、注意点を覚えていますか？
乳酸菌と聞くとすぐに乳製品を思い浮かべると思いますが、リーキーガット症候群を引き起こすカゼインを含んでいるという難点がありました。

植物由来のヨーグルトという選択肢もおすすめですし、乳酸菌が豊富な食品が他にもたくさんあります。

日本には、みそやこうじなど、伝統的な**発酵食品**が身近に数多くあります。ぜひ、そういった食材を積極的に取り入れて、腸内環境を整えていきたいものです。

発酵食品については、また後ほどくわしく説明しましょう。


慢性的な症状ではなく、テストが近づいたり、遠足や運動会の前になったりすると、ひんぱんにお腹が痛くなって下痢をしてしまう。

朝からお腹が痛くて学校に行けない、といった経験をお持ちのお子さんも多いでしょう。このような状態を過敏性腸症候群といいますが、これもまた腸内環境の乱れから起こります。


うーん、それはメンタルの問題では？ と思いますよね。

そのとおり、まさにメンタルの問題なのですが、イコール腸内環境の問題でもあるのです。最近、「腸脳相関」という言葉を耳にしたことがある方もいらっしゃるかもしれません。これは、脳（＝メンタル）と腸（腸内環境）が関わり合っているということなのです。

というのも、先ほどから何度かお伝えしている、セロトニンやオキシトシンといった幸せホルモンは、腸で造られていることがわかってきました。

腸内環境が乱れていると幸せホルモンを造る過程に問題が起きてしまい、うまく造り出せなくなってしまうのです。

腸の状態は心の安定と密接に関わっているのですね。

ストレスに負けないためにも、腸内環境を整えることでメンタルホルモンを増やすことは、とても大事です。

もう一つ考えられるのは、ビタミンDの不足です。

というのは、ビタミンDには、腸粘膜のバリア機能を強化するはたらきがあるからです。ビタミンDも積極的に摂るようにしましょう。

腸の調子を整えるために

★便通が悪いなら、オートミールやりんご、にんじんなどの水溶性食物繊維を。腸で水分を吸収して便を柔らかくしてくれる

★下痢の時は水分や栄養素が失われやすい。こまめな水分補給を

おすすめレシピは第5章156、157ページをチェック！
こちらのQRコードからレシピ集もご覧いただけます。

栄養不足で起きる症例としては、他にもこんなものもあります。
141ページ「その他の困った症状いろいろ」をチェック！

こうしてみると、ぜんぜん別の症状でも、足りない栄養素が同じだということもありましたね。気になる症状を治すために食事を改善したら、他の症状も一緒に良くなった、ということは自然に起こってきます。

もうセルフ栄養療法はばっちりですね！

それでは次の章からいよいよ実践編です！
すてきな栄養満点ライフをエンジョイしてください！

「困った！」の原因は・・・

この**栄養素不足**の可能性**大!!**

□ **疲れやすい**

原因：**ビタミンB群・鉄不足**

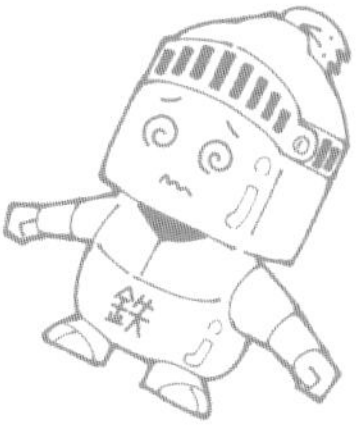

□ **落ち着きがない**

原因：**ビタミンB群・ビタミンD・鉄不足**

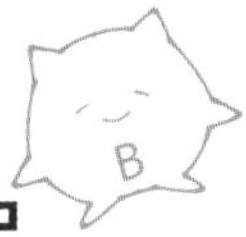

□ **成績が上がらない**

原因：**タンパク質・ビタミンB群不足**

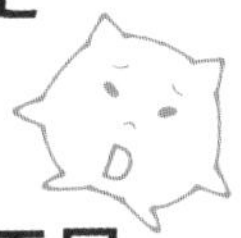

□ **気分が沈《しず》む**

原因：**ビタミンB群・ビタミンD・鉄不足**

□ **貧血**

原因：**タンパク質・鉄不足**

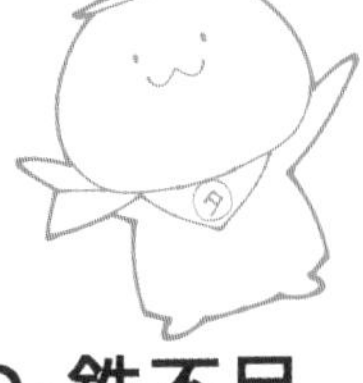

□ **チック**

原因：**ビタミンB群・ビタミンD・鉄不足**

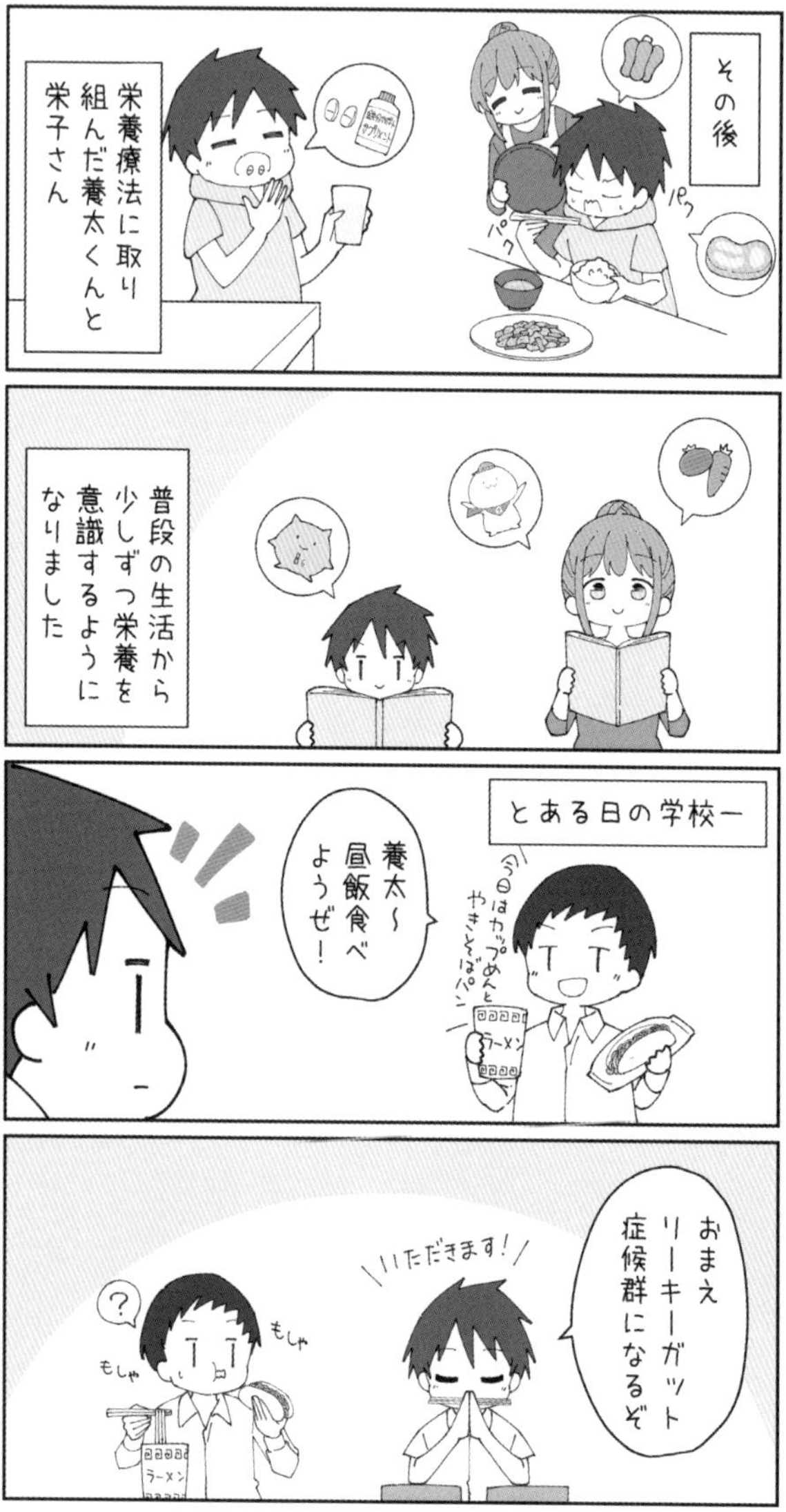
その後
パク
パク
栄養療法に取り組んだ養太くんと栄子さん
普段の生活から少しずつ栄養を意識するようになりました
とある日の学校ー
今日はカップめんとやきそばパン
ラーメン
養太～昼飯食べようぜ！
おまえリーキーガット症候群になるぞ
いただきます！
?
もしゃ
もしゃ
ラーメン

第5章

明日からできる、「脱」子どもの栄養失調 ポイント＆レシピ

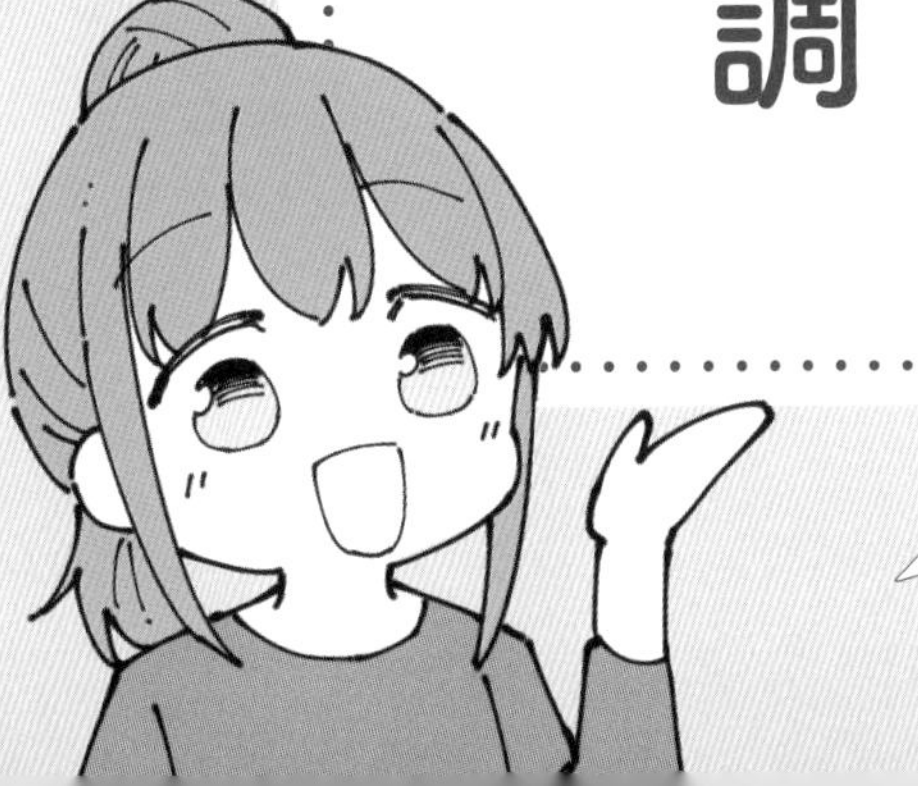
料理研究家の伊藤華づ枝先生と岐阜県の老舗蔵元「白扇酒造」さんにも、レシピを教えてもらったよ！

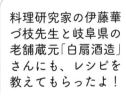

子どもが楽しみになる朝ご飯で、早起き習慣を！

活動量が多く、成長期の子どもたちには、朝ご飯は大切です。栄養バランスを考え、からだ造りの材料・燃料になるタンパク質は必ず食べること、糖質ばっかりにならないことを意識してください。

難しく考えなくても大丈夫。例えば、おみそ汁に卵を落とす、トーストにチーズを足すといった、ちょっとした工夫でいいのです。

うちの子、朝はお腹がすかないみたい……。

そんなお子さんには、夜ご飯ではなく朝ご飯にこそ、大好きなメニューを取り入れたり、見た目の可愛らしい朝食を作ったりするなど、食べたくなるような工夫をしてあげるのも一つの手です。

朝からしっかり栄養補給したお子さんは、メンタルも安定し、元気満タン。頭もからだも絶好調で一日をスタートすることができますよ！

ほうれん草とチーズのオムレツ

調理時間：10分

栄養プチデータ（1人分）
エネルギー 239kcal
タンパク質14.7g ★★★
ビタミンD1.1μg ★★
鉄 2.8mg ★★★★

＊5段階評価：
子ども（8～9歳）の1日の日本人の食事摂取基準を3食で割り、その値を★3つとし多く摂れるほど数値を上げ、不足するのは数値を下げています。★3つで1食分の基準量が摂れます。

【材料】（2人分）
●卵：3個
●ほうれん草：1/2束
●ピザ用チーズ：40g
●塩・コショウ：少々
●サラダ油：大さじ1
●ブロッコリー（付け合わせ）：40g（4房位）

【作り方】
❶ ほうれん草を湯がき、水気を切って1cm幅に切っておく。
❷ ボールに卵を割りほぐし、①のほうれん草、チーズ、塩・コショウを入れて混ぜる。
❸ フライパンに油をひき、熱してから②を入れ、菜箸などを使いながらオムレツの形に整形して両面をこんがり焼く。
❹ 皿に盛り、湯がいたブロッコリーを添えて、でき上がり。

ポイント
●チーズがとろけて、子どもが喜ぶ仕上がりです。
●冷凍ほうれん草を使えば、時短にも！

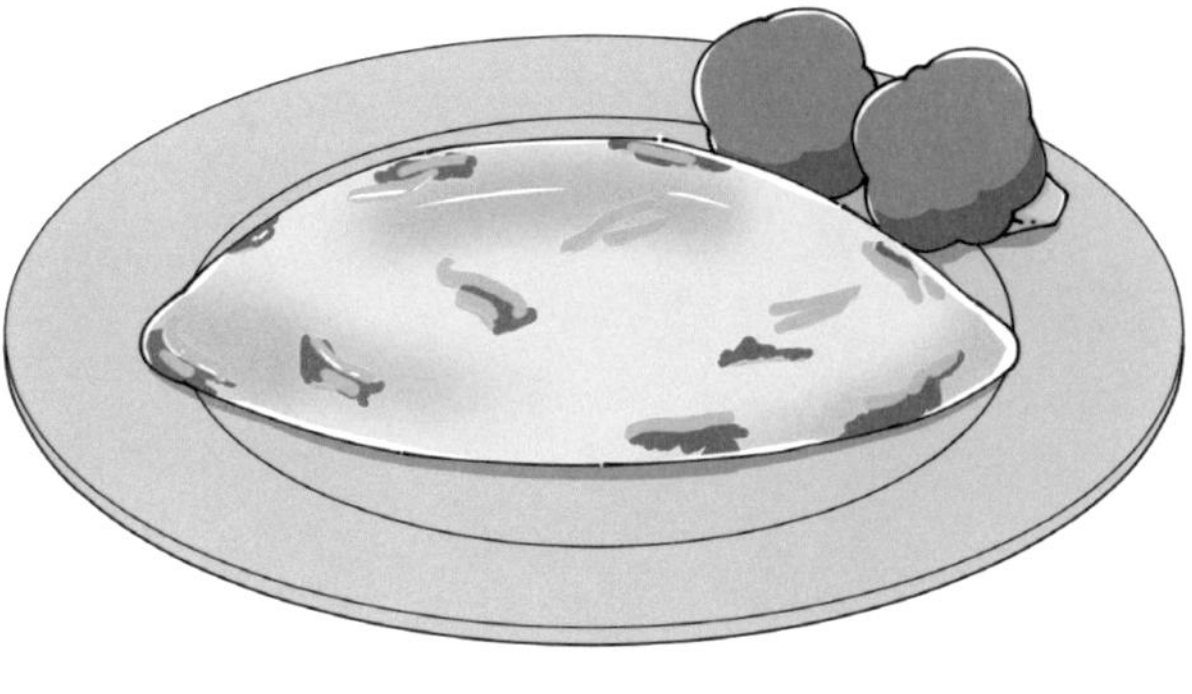

伊藤先生の栄養メモ：
子どものご飯はやや柔らかく炊くと消化に良い。
和食に乳製品を少し添えると理想的な朝食に。

【作り方】

おにぎり
❶ 大根の葉は茹でて細かく刻み、水気を絞る。
❷ 温かいご飯に大根葉、ちりめんじゃこを加えて、ボール状に4個握る。

具だくさんみそ汁
❶ だし汁に、薄切りの玉ねぎ、油抜きした油揚げを加えて中火で煮る。
❷ 玉ねぎがしんなりしたら、水洗いした生わかめとみそを加える。

卵焼き
❶ ボウルに卵を割り、調味料をすべて入れて混ぜ合わせる。
❷ フライパンに油をひき、
中火で熱して①の卵液を流し込み、手前に巻く。

ほうれん草の和え物
❶ ほうれん草は茹でて水にさらし、水気を絞って5cm程度に切る。
❷ ほうれん草を茹でた鍋で、5cmほどに切ったえのき茸を茹で、
水気を絞っておく。
❸ ボールに、①と②とツナ缶を混ぜ、ごまを散らす。

フルーツヨーグルト
❶ いちごを洗ってへたを取り、ヨーグルトをかける。

ポイント
●フルーツは季節のものなど、お好みで。
●植物由来のヨーグルトもおすすめ。

からだにやさしい和食の朝ご飯

調理時間：30分

【材料】（2人分）

おにぎり
●ご飯：200g（子ども茶碗2杯分）
●大根の葉：少々
●ちりめんじゃこ：小さじ2/3弱

具だくさんみそ汁
●昆布とかつお節の混合だし：300mℓ
●みそ：小さじ2弱
●玉ねぎ：1/4個
●油揚げ：少々
●生わかめ：少々

フルーツヨーグルト
●いちご（その他の季節のフルーツでも）
●脱脂加糖ヨーグルト：お好みで

卵焼き
●卵：２個
●砂糖：小さじ２
●しょうゆ：小さじ2/3
●昆布とかつお節の混合だし：大さじ２
●サラダ油：少々

ほうれん草の和え物
●ほうれん草：２軸
●えのき茸：少々
●ツナ缶（オイル漬け）：少々
●いりごま：少々

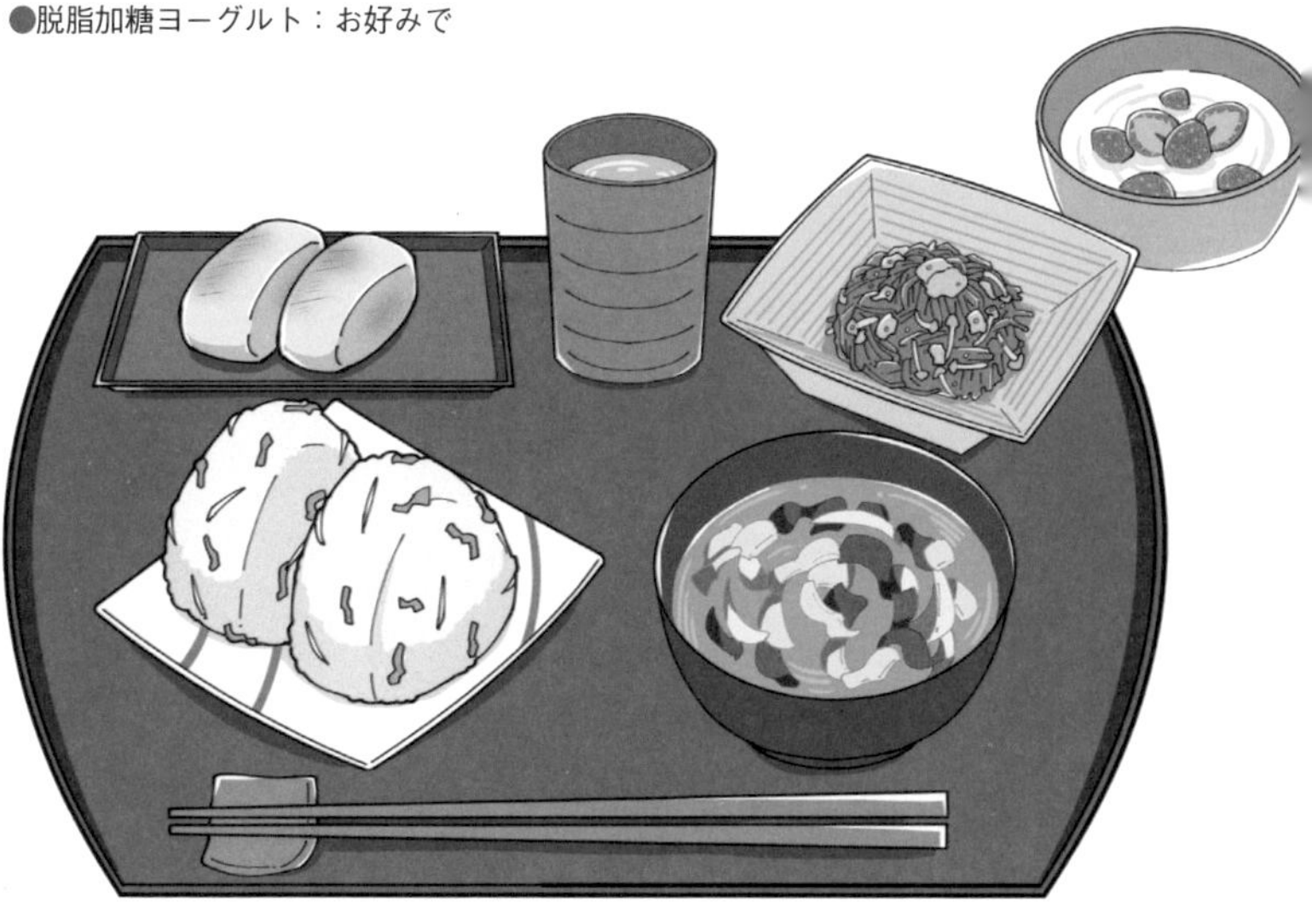

朝起きられない、学校へ行けない子に

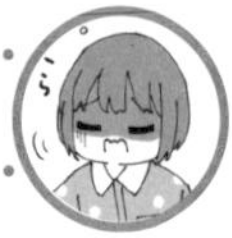

サーモンとアボカドのサンドイッチ

調理時間：10分

栄養プチデータ（1個分）
エネルギー 349kcal
タンパク質 13.7g ★★★
ビタミンD 8.4μg ★★★★★
鉄 1.2mg ★★

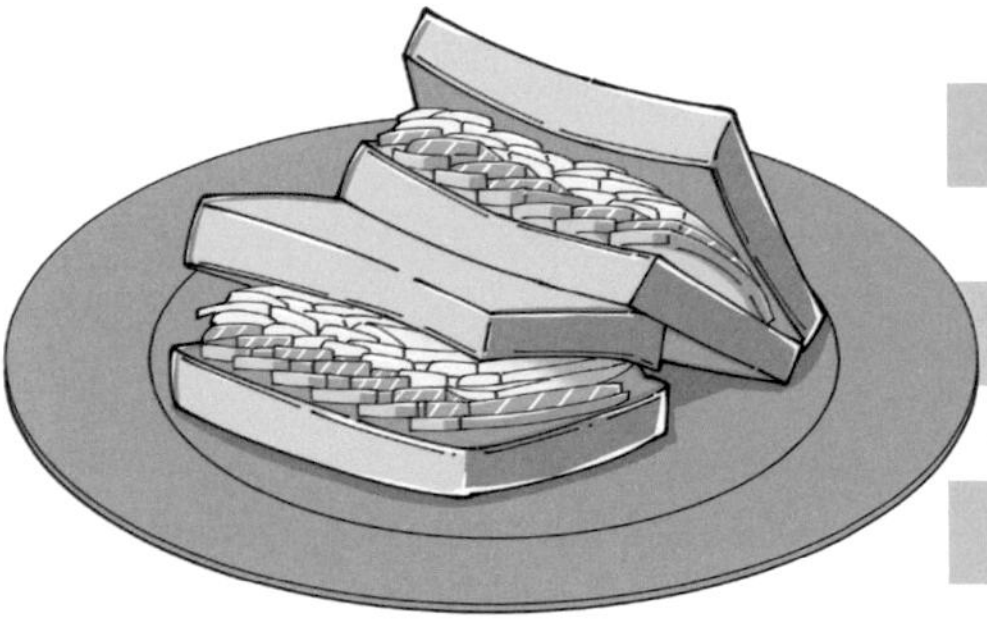

【材料】（2個分）
- スモークサーモン薄切り：60g
- アボカド：1/2個
- 全粒粉パン（6枚切り）：2枚
- レモン汁：少々
- 塩・コショウ：少々
- マヨネーズ：大さじ2
- 玉ねぎ：1/8個

【作り方】
1. 玉ねぎを薄切りにし、水にさらしたあと水気を切っておく。
2. パンをトーストする。
3. アボカドを薄くスライスし、レモン汁、塩・コショウをしておく。
4. トーストしたパン1枚に、アボカド、スモークサーモン、玉ねぎの順にのせ、最後にマヨネーズをかけ、もう1枚のパンをのせる。
5. 半分に切って、でき上がり。

ポイント
- ライ麦パンなど、その他の雑穀パンを使ってもOK！
- 具材もいろいろアレンジしてみましょう。

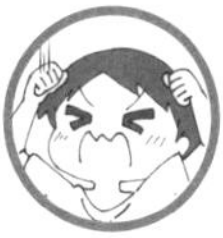

イライラする、キレやすい子に

ブロッコリーぎょうざ

調理時間：20分

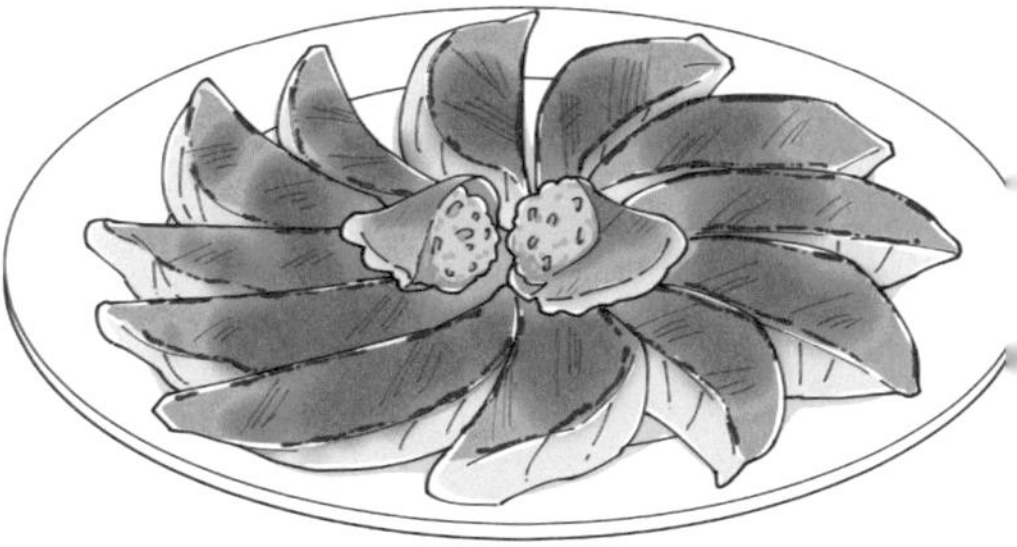

【材料】（30 個分）
- ブロッコリー：1/2株（200g）
- ぎょうざの皮：30枚
- サラダ油：大さじ1
- 水：80ml

A
- 合ひき肉：200g
- 合わせみそ（または赤みそ）：大さじ1
- ごま油：大さじ1/2
- しょうが、にんにく（すりおろし）：お好みで

B
- 純米酢：大さじ2
- しょうゆ：大さじ2
- ラー油：お好みで

伊藤先生の栄養メモ：
肉プラス、ビタミンCの豊富なブロッコリーで鉄の吸収率アップ

【作り方】
❶ ブロッコリーは小房に分け、軸も一緒に柔らかめに茹でる。
❷ ①の水気を絞り、フードプロセッサーにかけるか、みじん切りにする。
❸ ボウルにAを入れてよく練り、②を加えて混ぜ合わせ、30等分して、ぎょうざの皮で包む。
❹ 熱したフライパンに油をひき、ぎょうざを丸く並べ、焼き色を付けてから水を入れてフタをし、中火で7分間焼く。
❺ 器に盛り、混ぜ合わせたBを添える。

ポイント
- ぎょうざの調味料はみそだけで簡単！
- ブロッコリーは軸ごと使います。

背が伸びない、からだが小さい子に

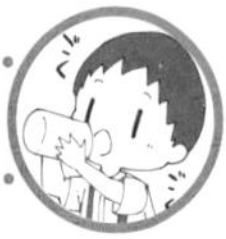

鶏肉と野菜のカレーマヨ炒め

調理時間：15分

栄養プチデータ（1人分）
エネルギー 249㎉
タンパク質 21.5g★★★★
ビタミンD 0.4μg ★★
鉄 1.2mg★★

【材料】（2人分）
●鶏むね肉：1/2枚
●冷凍ブロッコリー：80g（8房位）
●玉ねぎ：1/4個
●にんじん：30g
●しめじ：100g
●サラダ油：大さじ1/2
●にんにく（チューブ）：適量
●塩・コショウ：少々
★マヨネーズ：大さじ2
★しょうゆ：大さじ1/2
★みりん：大さじ1/2
★カレー粉：小さじ1/2

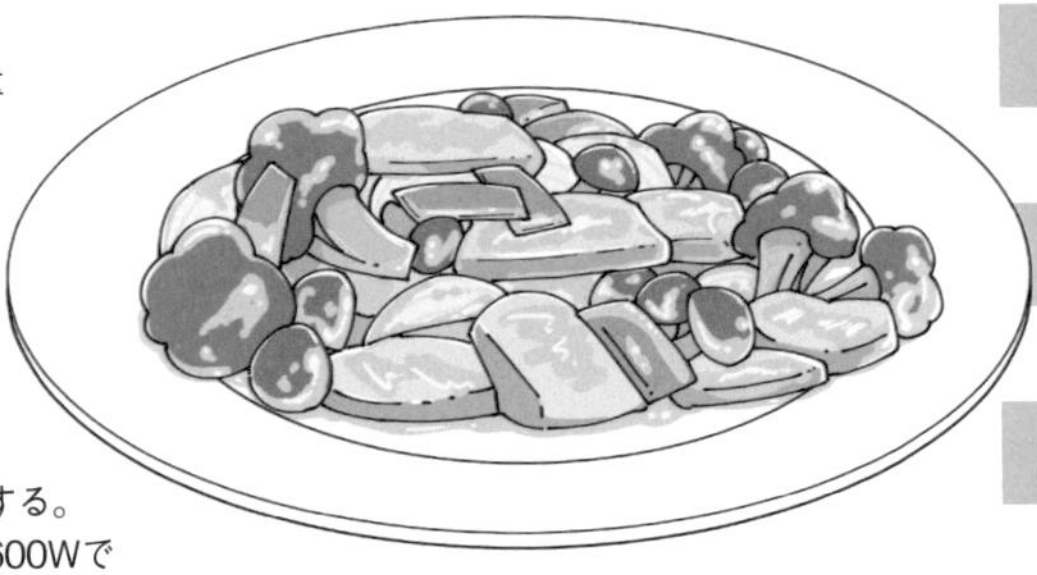

【作り方】
❶ 鶏むね肉を薄く削ぎ切りにする。
❷ 冷凍ブロッコリーはレンジ600Wで2〜3分で解凍しておく。
❸ ★の調味料を混ぜておく。
❹ 玉ねぎは1㎝のくし切り、にんじんは短冊切り、しめじは石づきを切りほぐしておく。
❺ フライパンにサラダ油、にんにくを加え熱したら、①の鶏肉を入れ、塩、コショウし、火が通るまで両面を焼く。
❻ 鶏肉に火が通ったら、ブロッコリー以外の野菜を入れサッと炒める。火が通ったら、②のブロッコリーを入れ、さらに炒める。
❼ ③の調味料を加え、全体を混ぜ合わせながら炒める。

ポイント
●子どもの好きなカレー味で、野菜がたくさん摂れます。
●カレー粉は辛すぎない分量になっています。

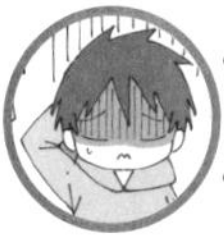

慢性の頭痛に悩む子に

野菜の入ったミートボールパスタ

調理時間：25分

栄養プチデータ（1人分）
エネルギー 629kcal
タンパク質 31.9g ★★★★★
ビタミンB1 0.82mg ★★★★★
鉄 5.3mg ★★★★★
食物繊維 9.2g ★★★★★

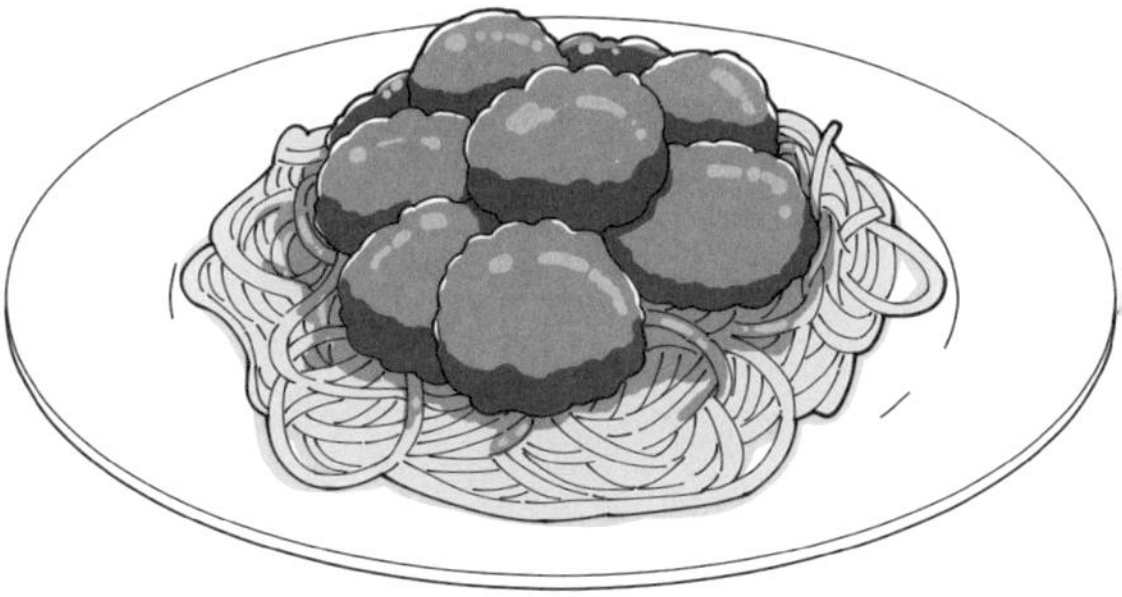

【材料】（2人分）
●豚ミンチ：200g
●玉ねぎ：1/4個
●じゃがいも：1/2個
●にんじん：1/4本
●大葉：2枚
●塩・コショウ：適量
●サラダ油：小さじ2
●トマトソース缶：1缶
●塩・コショウ（トマトソース用）：適量
●全粒粉小麦パスタ：160g

【作り方】
❶ じゃがいも、にんじん、玉ねぎをすりおろし、大葉はみじん切りにする。
❷ 豚ミンチと①の野菜、塩、コショウを混ぜ合わせ、一口大の大きさに丸める。（20個ほど）
❸ フライパンにサラダ油を温め、肉団子を入れ、弱火で転がしながら全体に焼き色がつくまで焼く。
❹ トマトソースを入れた鍋に、③の肉団子を肉汁ごと入れ、塩、コショウで味を整えながら、肉団子に火が通るまで煮る。
❺ 茹でたパスタに④のソースをかけて、でき上がり。

ポイント
●すりおろし野菜でふわふわ食感の肉団子になります。
●野菜のすりおろしや、肉団子を丸める作業をお子さんと一緒にやってみてくださいね！

これなら安心・安全 子どもにオススメのお菓子3選

いつも手作りおやつは難しい……。

そんな時、安心して子どもに食べさせられる市販のお菓子はありがたい存在ですよね。

安心・安全な素材を使っているのはもちろん、食事で足りない栄養を補ってくれる、優秀なお菓子をご紹介します。

森野義 かつおチップス

価格：631 円（1 パック 40g 入り）

かつおには EPA、DHA、タンパク質が多く含まれています。EPA、DHA は脳に良い代表的な栄養素。化学調味料、保存料、着色料も不使用です。

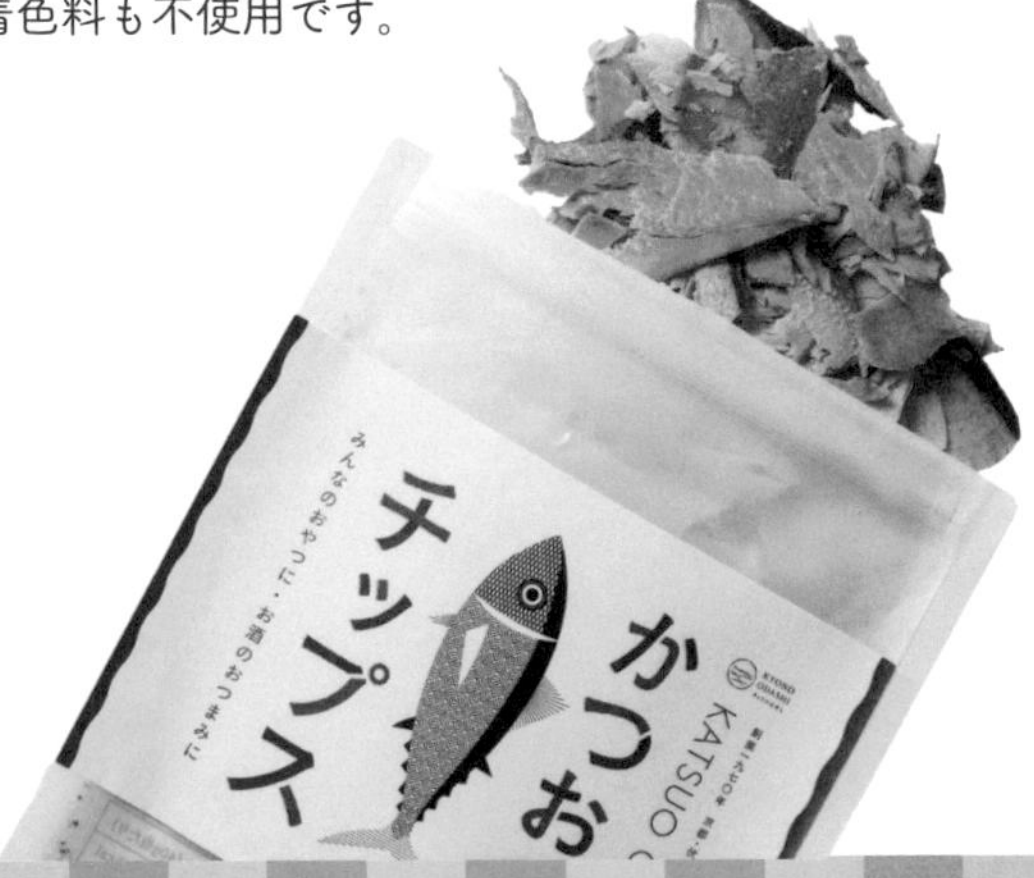

おとうふ工房いしかわ
KiraZoo きらず揚げ

単品価格：281 円

　きらずとは、おからの古語。
　国産大豆のおからと、国内産の小麦粉を練りあげ、焙煎菜種油で揚げてあります。固めの食感で噛みごたえも GOOD。

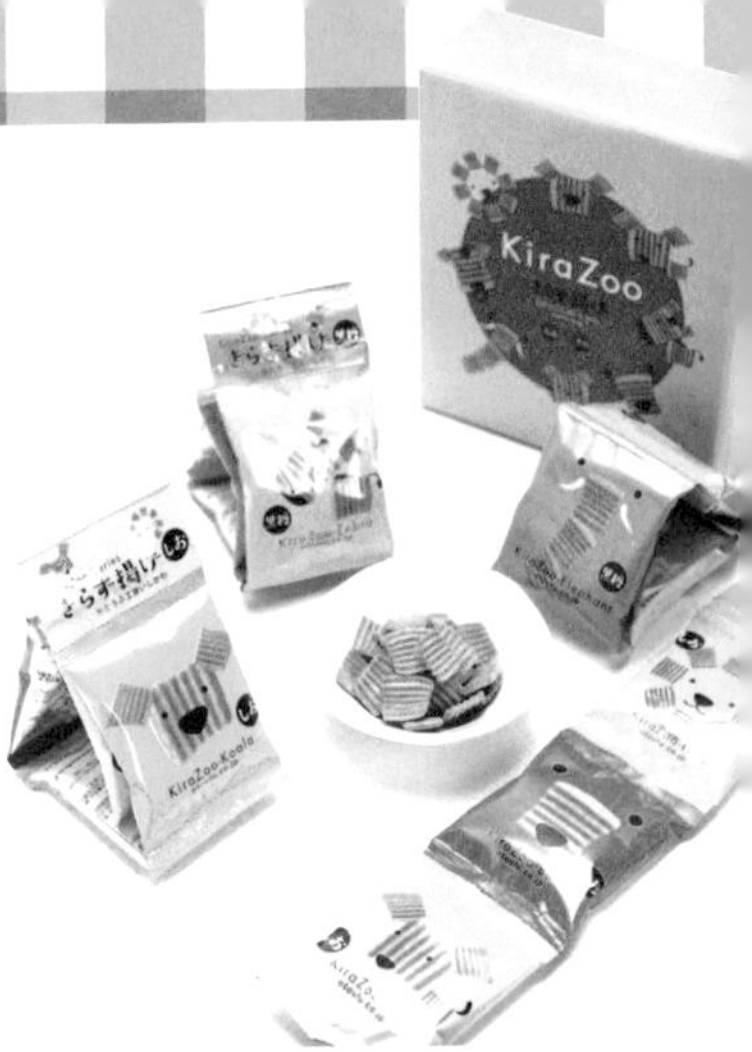

* 写真は KiraZoo きらず揚げギフト

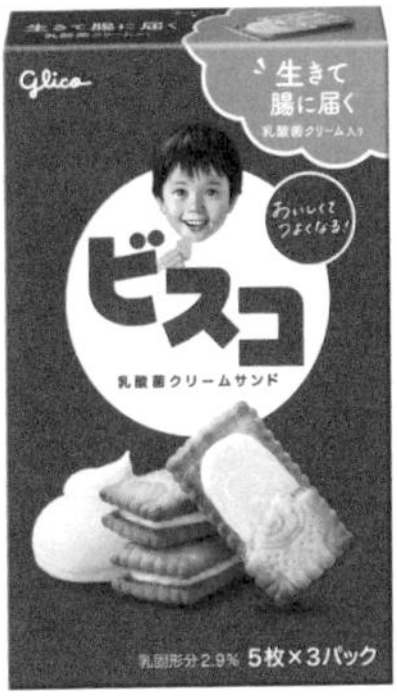

江崎グリコ
ビスコ

参考店頭価格：141 円

大人気、グリコのロングセラー商品です。乳酸菌入りのクリームがサンドしてある他、食物繊維、カルシウム、各種ビタミンも配合。

番外編
ニシキヤキッチン
こどもカレー

価格：280 円

　離乳食の終わった 1 歳頃から食べられるレトルトカレー。6 種類の国産野菜がたっぷり入っています。温めなくてもおいしく食べられるので忙しいご家庭でも大活躍。

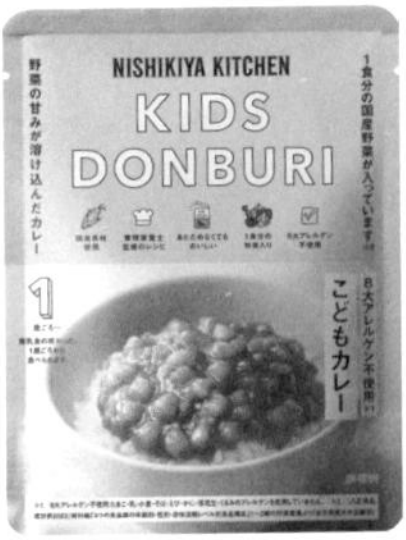

* 価格は税込み。2024 年 3 月現在。価格は変動する可能性があります。

発酵食品のすすめ　腸内環境を整えればすべてうまくいく

私たちのからだには、外からの細菌やウイルスなどを撃退し、からだを守る「免疫」というはたらきがあります。

腸には免疫細胞が集まっていて、腸内環境が悪くなると、花粉症やアトピー性皮膚炎など、さまざまな免疫異常が起きてくるのでしたね。


また第4章137ページで「腸脳相関」をご説明しました。

腸と脳はとても密接な関係にあって、お互いに影響し合っているよ、という意味でしたね。

幸せホルモンのセロトニンは腸で造られていました。

腸内環境の乱れは、そのままメンタルの乱れにもつながります。

勉強ができるようになるのも、運動が上手になるのも、お腹の調子が良く、心も安定していてこそです。

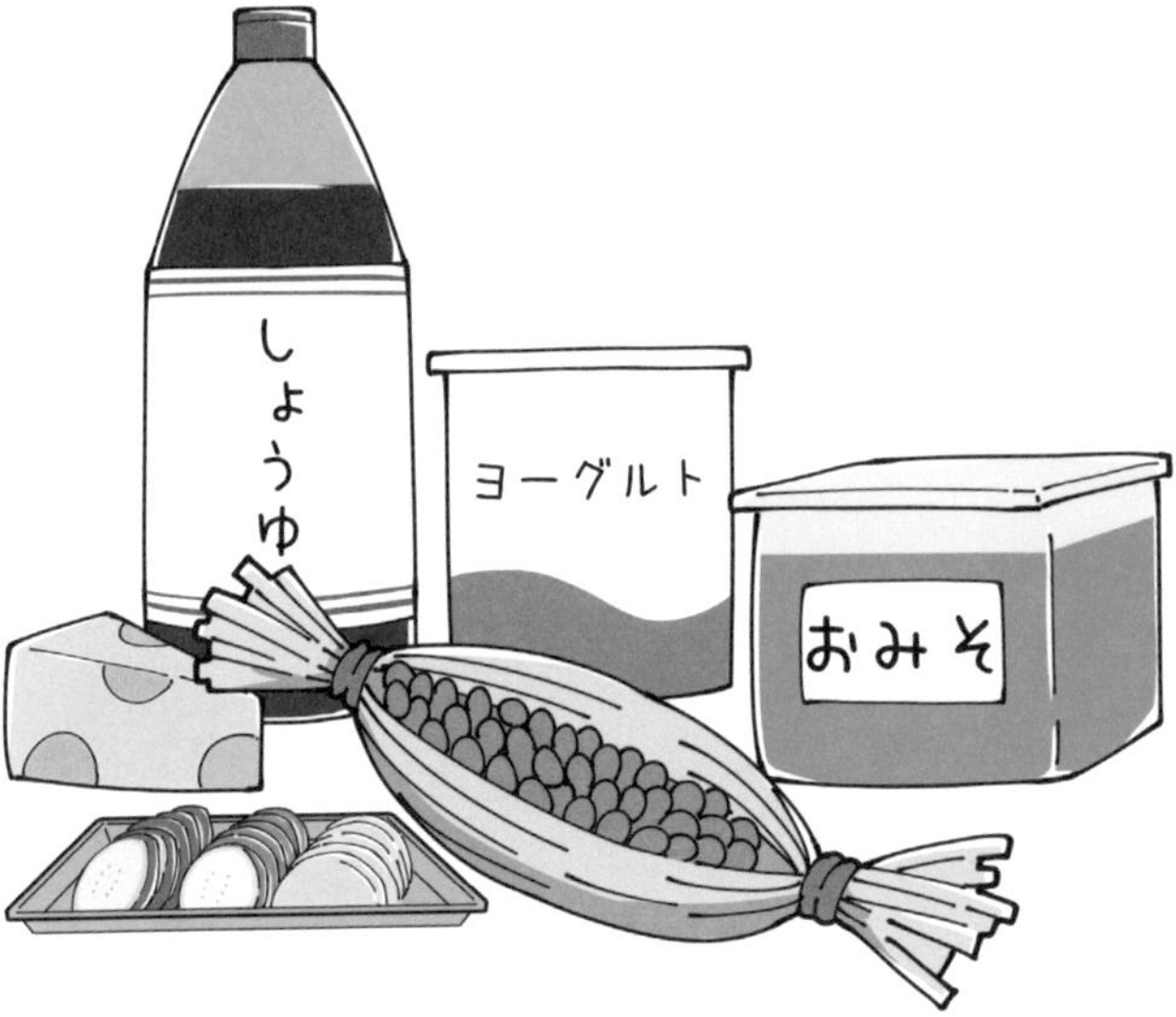

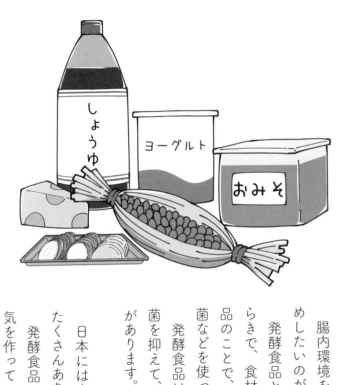

腸内環境を整えるのに、ぜひおすすめしたいのが発酵食品です。

発酵食品とは、微生物（菌）のはたらきで、食材を発酵させて加工した食品のことで、こうじ菌や酵母菌、乳酸菌などを使ったものが有名です。

発酵食品は、腸内環境を荒らす悪玉菌を抑えて、善玉菌を増やすはたらきがあります。

日本には古来から伝わる発酵食品がたくさんあります。

発酵食品の力を借りて、腸内から元気を作っていきましょう！

江戸時代から良質な素材と昔ながらの手造りにこだわる蔵元「白扇酒造」さんに、おすすめの腸活レシピを教えてもらいました！こうじを使った、おいしくてからだに優しいメニューです。

鶏こうじハム

調理時間：120分

お腹の調子が悪い子に

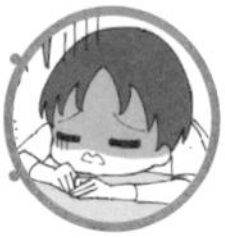

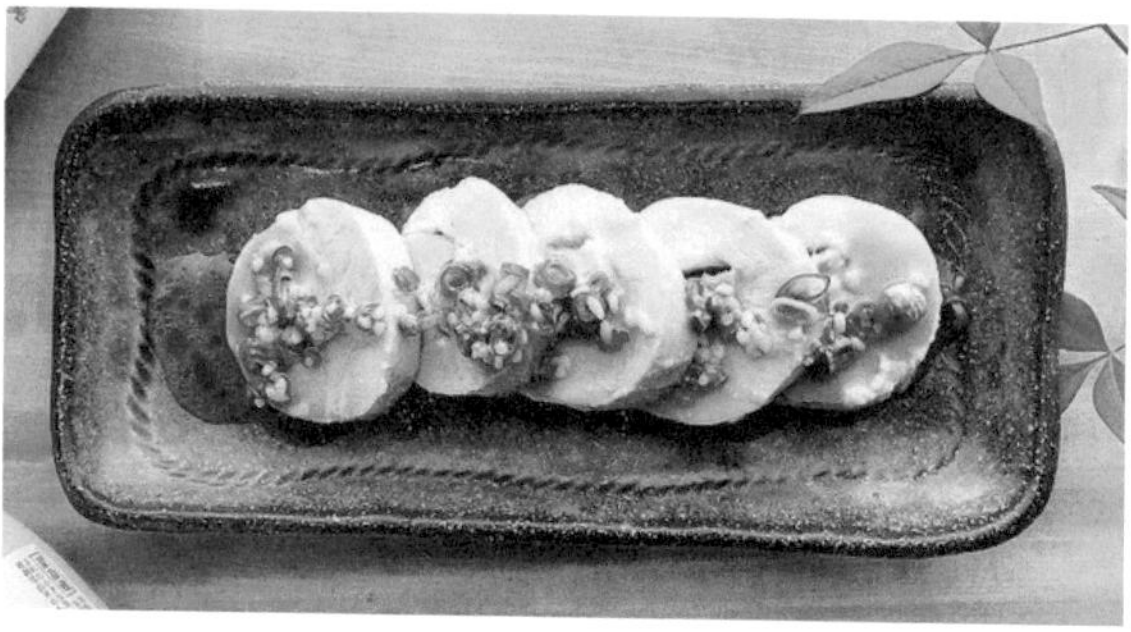

【材料】

- 鶏むね肉：１枚
- 甘酒：大さじ2
- 塩こうじ：大さじ2

【作り方】

❶ 鶏むね肉の皮を取り除き、観音開きにして、厚さを均一にする。
❷ 保存袋に、鶏むね肉、甘酒、塩こうじを入れてよく揉み込み、冷蔵庫で一晩漬けておく。
❸ ラップを大きめに広げ、鶏むね肉を置いて手前から巻いていき、キャンディの形にぴっちりと包む。
❹ たっぷりのお湯を沸かし、包んだ鶏むね肉を5分茹でる。
❺ 火を止めて、そのまま冷ます。よく冷やしてカットする。

使ったのはコレ！

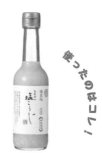

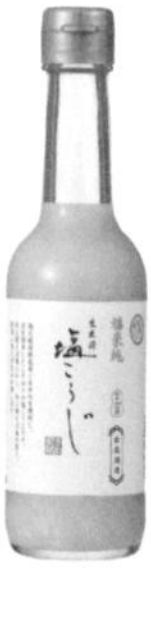

塩こうじ
価格：540円(300g)

ポイント

- 甘酒と塩こうじの効果でしっとり仕上がります。
- 黒コショウやハーブをまぶしてもおいしい。

白扇酒造株式会社
HAKUSEN SHUZOU
福来純

「こうじ」でこんなお料理も作れちゃう！

甘酒マドレーヌ

調理時間：30分

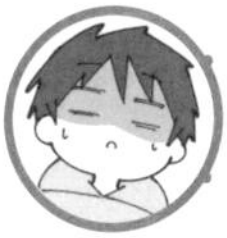

お腹の調子が悪い子に

【材料】
●卵：1個
●甘酒：20g
●みりん蜜：大さじ1/2
（みりん蜜はみりんを半量ほどに煮詰めたもの）
●薄力粉：50g
●ベーキングパウダー：小さじ1/3
●溶かしバター：40g
●レモンの皮のすりおろし：1/2個分

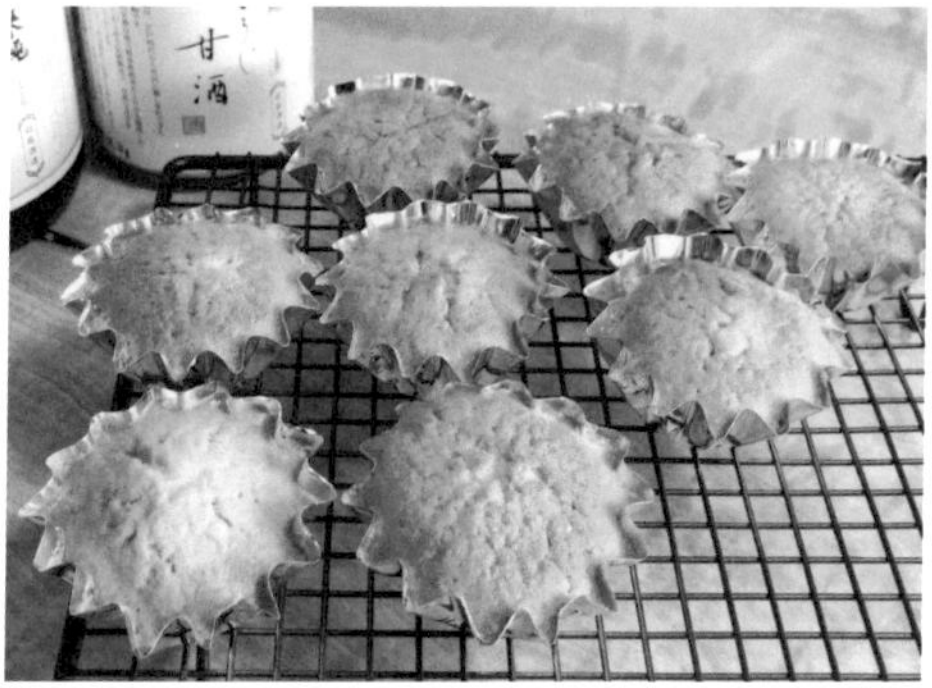

【作り方】
❶ 常温に戻しておいた卵と甘酒・みりん蜜をボウルに割り入れてよく混ぜ、湯煎にかけ、人肌程度に温めておく。
❷ ①を、ハンドミキサーで白くもったりするまで泡立てる。
❸ 粉類をふるい入れ、ゴムベラですくい上げるように混ぜる。
❹ 溶かしバターとレモンの皮を加え、練らないように混ぜる。
❺ 型に8分目まで流し入れ、180度のオーブンで14分焼く。

ポイント
●甘酒とみりん蜜の効果で、しっとりふわふわの食感。
●固くならないよう、混ぜすぎに注意！

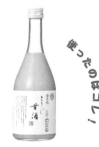

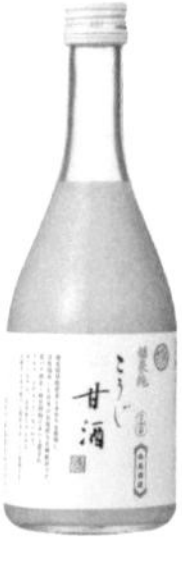

使ったのはコレ！

こうじ甘酒
価格：540円（500g）

* 価格は税込み。2024年3月現在。価格は変動する可能性があります。

食べてすぐ起こる食物アレルギーとは異なり、習慣的に食べ続けることで起こる食物アレルギーを、「遅延型フードアレルギー」と言います。

リーキーガット症候群もこのアレルギーの一つ。

お子さんに多動傾向や発達障害がある、アレルギーやお腹の不調がなかなか治らないという場合、遅延型フードアレルギーの可能性が考えられます。

遅延型フードアレルギーの検査は、当クリニックも含め、一部の医療機関で受けることができます。

検査を受けることが難しい場合、遅延型フードアレルギーの主な原因となるグルテン（小麦粉に含まれるタンパク質）、カゼイン（乳製品などに含まれるタンパク質）を、まずは2週間ほど避ける食生活、いわゆるグルテンフリー・カゼインフリーを実践してみてください。そして、その間の体調の変化を感じてみてください。

梶の木内科医院でおすすめしているグルテンフリーの発酵食品商品

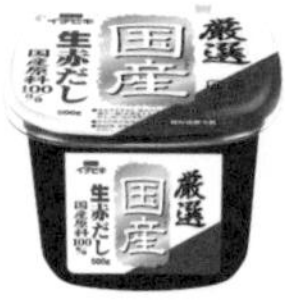

厳選国産生赤だし／イチビキ
希望小売価格：515円（税抜）（1パック500g入り）
国産の大豆、食塩を100%使用した豆みそ。だし、保存料、食品添加物は不使用。加熱処理をしていない生タイプ。

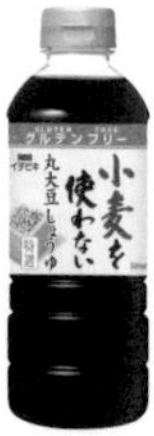

小麦を使わない丸大豆しょうゆ／イチビキ
希望小売価格：365円（税抜）（1本500ml）
小麦アレルギーやグルテン摂取を制限している方に。丸大豆と食塩で醸造したしょうゆで濃い旨みが味わえる。

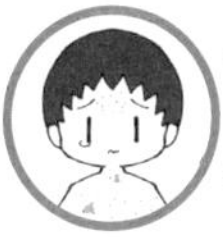

アトピー性皮膚炎の子に

米粉のバナナパンケーキ

調理時間：10分

栄養プチデータ（1人分）
エネルギー 331kcal
タンパク質 6.7g ★★
ビタミンD 0.5μg ★★
鉄 0.6mg ★★

【材料】（2人分 直径12cm × 2枚）
●バナナ：1本（正味80g位）
●アーモンドミルク：70mℓ
●卵：1個
●米粉：100g
●ベーキングパウダー：小さじ1
●オリーブオイル：大さじ1
●メープルシロップやフルーツ：お好みで

ポイント
●優しい味わいのパンケーキ。
●熟したバナナを使用すると甘味が増します。

【作り方】
❶ 米粉とベーキングパウダーをふるいにかける。
❷ バナナをフォークなどでつぶしておく。
❸ ボールに卵を入れて混ぜ、②のバナナとアーモンドミルクを加えて混ぜる。
❹ さらに、①を加えて混ぜる。
❺ フライパンにオリーブオイルをひき、④を2回に分けて、中火で両面を焼く。
❻ メープルシロップやフルーツをお好みで添えて、でき上がり。

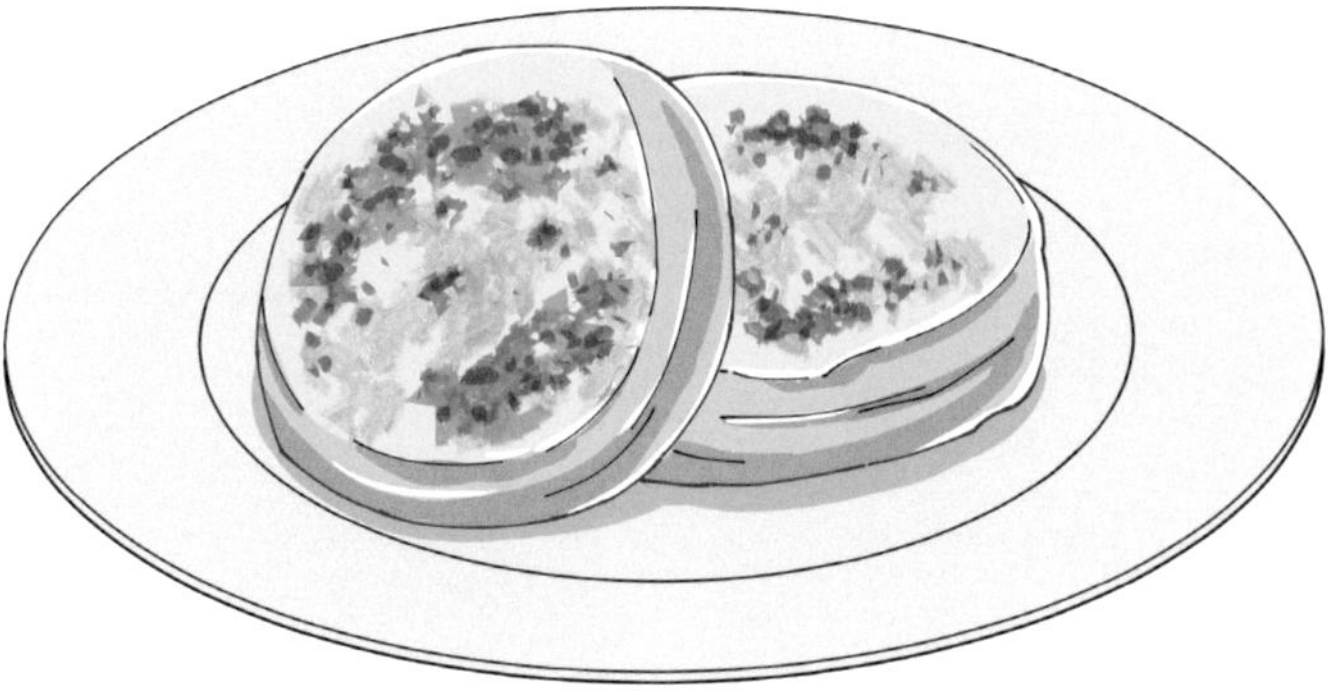

料理で子どもとコミュニケーションを。一緒に作る、をはじめよう

食事が担う役割は、栄養摂取だけではないと思っています。

誰かと一緒に作り、一緒に味わう。それだけで、自然と笑みがこぼれて会話がはずむ、素晴らしいコミュニケーションです。

子どもが栄養や食に興味を持ち、食べる楽しさを知る機会になります。

伊藤先生監修

親子でできる ぬか床作りにチャレンジ

❶

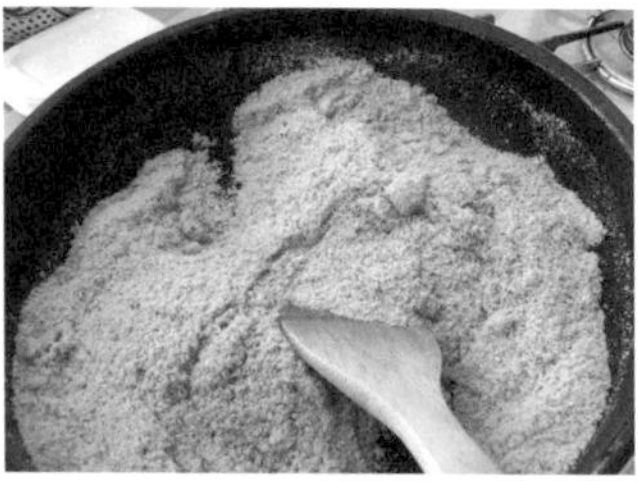

❷

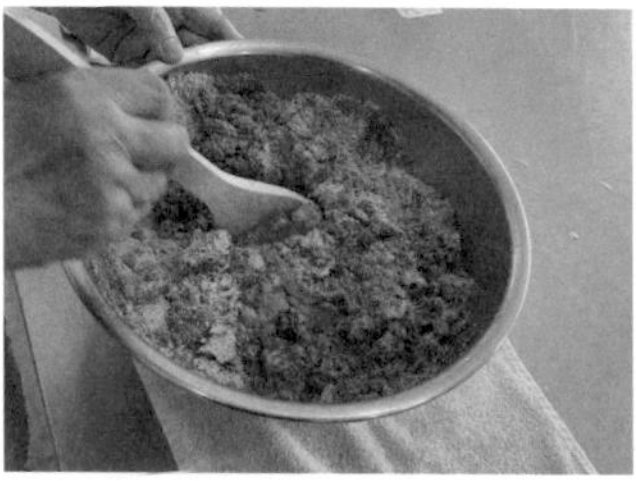

❸

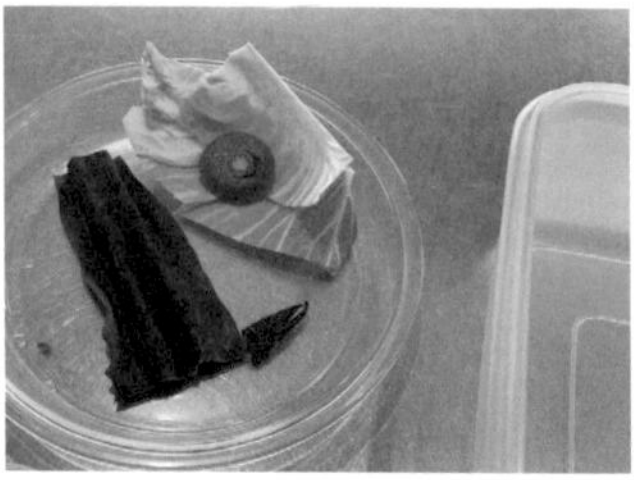

❹

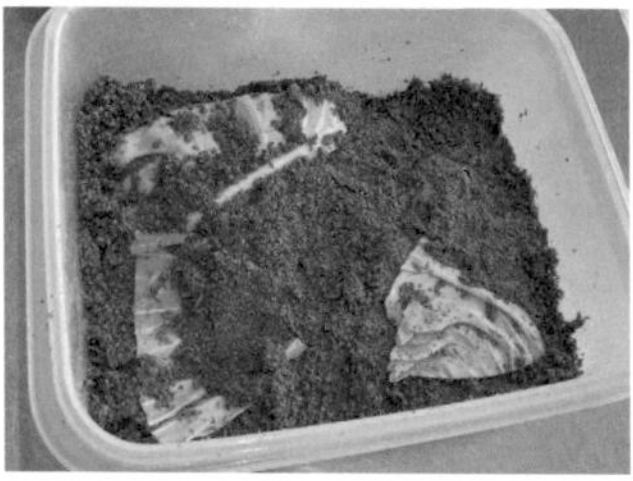

実は、子どもの不調は、親子間の愛着障害が原因で起こることがあります。乳幼児期に、親子間のコミュニケーションが不足して、愛着形成がうまくいかなかった結果、生ずるともいわれています。

ぜひ、一緒に料理をしながら、お子さんに幸せな時間を作ってあげてくださいね。

ぬか漬けは、植物性乳酸菌が豊富な発酵食品の代表格です。毎日かき混ぜてお手入れをする必要がありますが、ぬか床を育てるつもりでチャレンジしてみてください。楽しいですよ！

❶ 米ぬか 250g（半量）をフライパンでカラ炒りして冷ます。
❷ 天然塩 70g を 600㎖の湯冷ましに溶かし、塩水を作る。
① に、残りのぬか 250g を加え、塩水も加えてよく混ぜる。
❸ ②を容器に移し、赤唐辛子と昆布（10×5㎝）を小さく切って、埋め込む。
❹ くず野菜 50 ～ 70g を押し込むように埋め、１日に１回、底から大きく混ぜる。
これを１～２週間続けたら、おいしいぬか床のでき上がり！

ポイント
●1日1回、必ず底からよくかき混ぜる。
空気に触れさせることが発酵には重要！
●ぬか床が柔らかくなったら、ぬか1/2カップ、
天然塩小さじ1の割合で加える。昆布を足しても良し！

作ったぬか漬けで子どもも大喜びのぬか漬け料理を♪レシピはQRコードから。

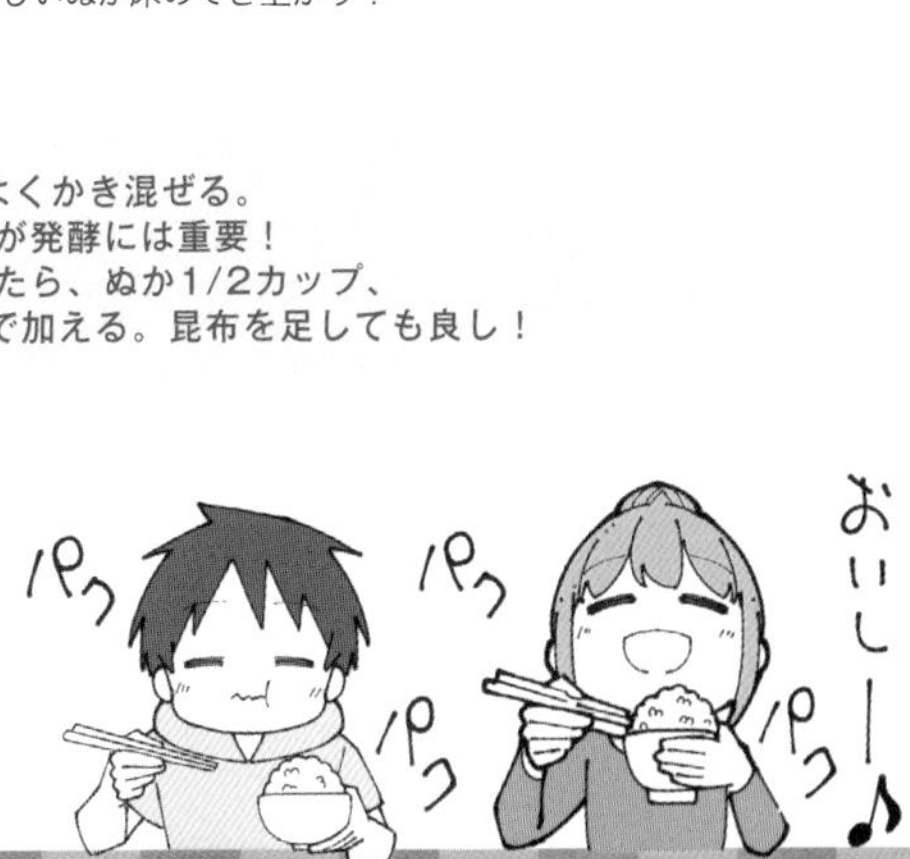

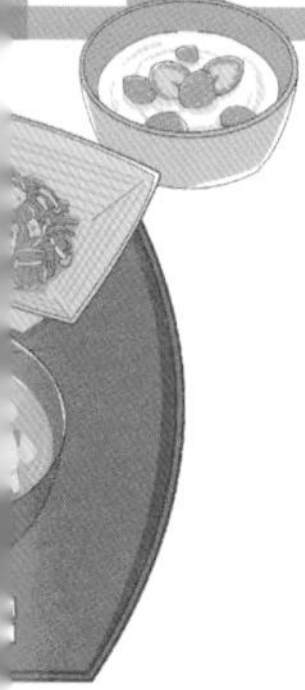

プロがお答えします！
ママたちの「困った」解消法

食育に力を入れる梶の木保育園の給食は、栄養療法に精通した管理栄養士が作っています。子どもたちに大人気のレシピをホームページでも公開しており、全国から問い合わせが来るほど。

子どもたちが苦手な食材を大人気レシピに変える、栄養士の魔法のテクニックを大公開！

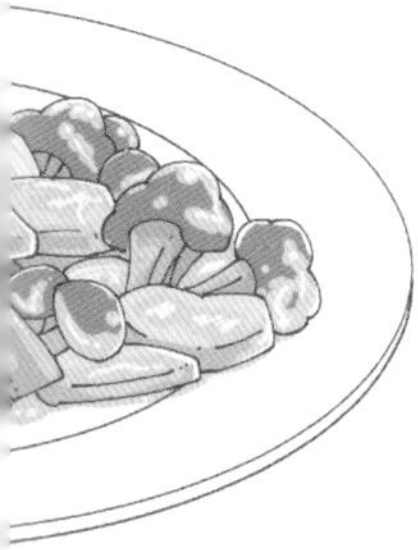

❶子どもの苦手は好物とミックスすべし！

葉物が苦手な子は多いですね。ほうれん草なら、コーンとツナでマヨネーズ和えにするなど、好きな食材と混ぜるのがおすすめ

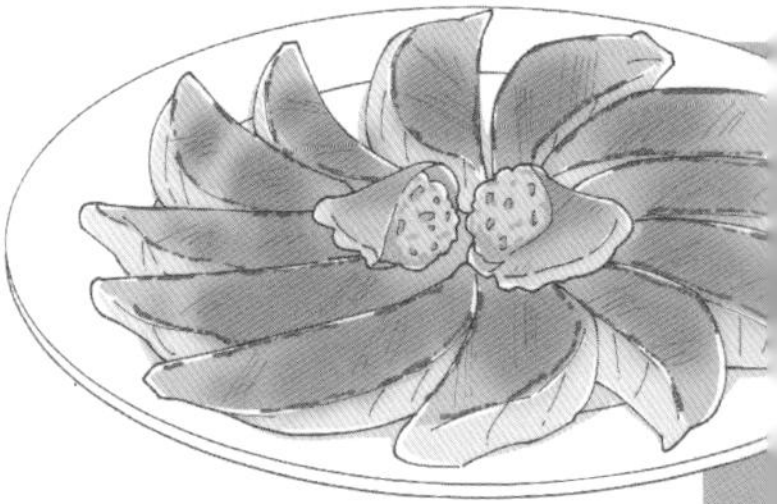

❷子どもはグルメ。舌触りも大事です

パサパサする魚、お口で団子になる豚肉は敬遠されがち。マヨネーズで油分を足す、とろみをつけるなどの工夫で、つるんと食べてくれます

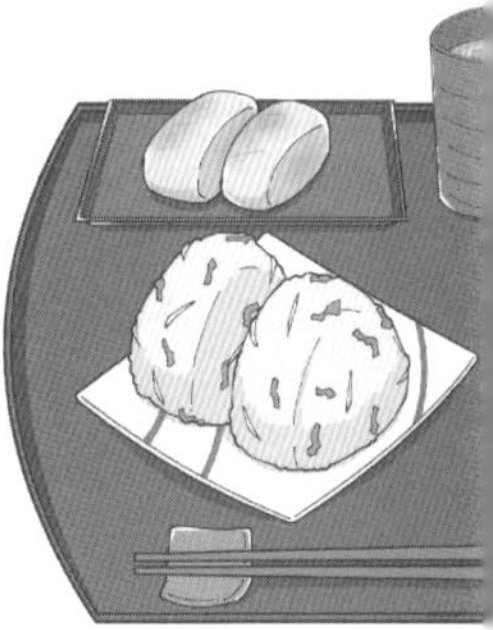

❸カレー粉は救世主！

子どもは本当にカレー味が好きですね。酸味が苦手な子が多いトマトも、カレーに混ぜればすんなりお口に入ります

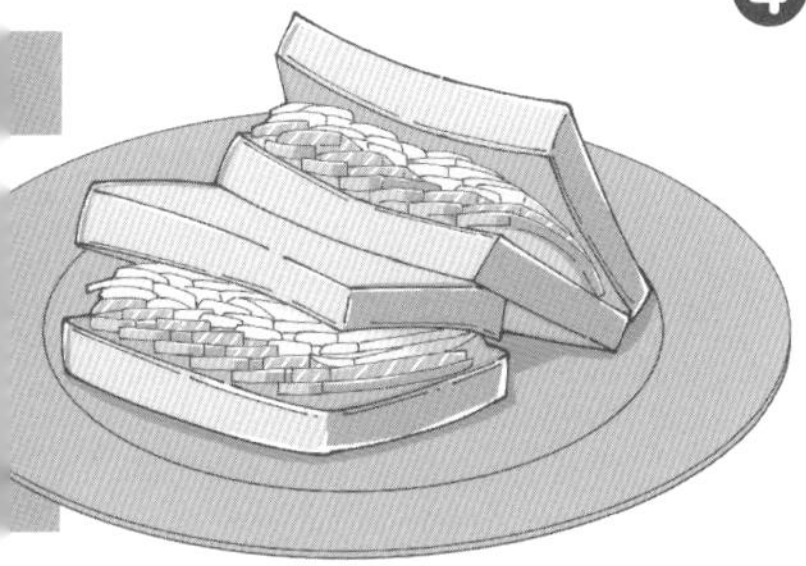

❹苦手食材はお菓子にチェンジ

かぼちゃやさつまいもなどのおかずは苦手でも、ケーキや蒸しパンなら喜んで食べてくれます

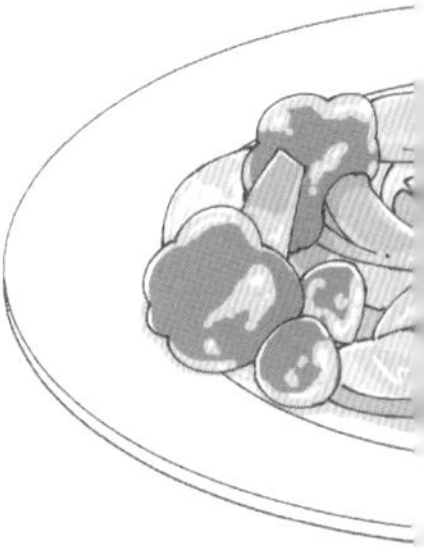

❺風味を変えて苦手をカバー

同じ素材でも、トマト味やしょうゆ味など、風味次第で子どもウケが変わります。いろんな味変にトライしてみましょう！

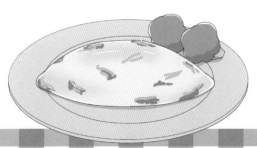

おわりに

近年、子どもたちにまつわるさまざまな問題が社会に現れています。

教育の現場では、学校に行けない、いわゆる不登校の子どもの数は年々増加傾向にあり、発達障害や学習障害という言葉もよく耳にするようになりました。

放課後等デイサービスや通級（通級指導教室）など、特別に配慮した教育指導が必要な子どもの数も多くなっています。

実際、私のクリニックでも、不登校に関するご相談が増え続けているという実情があります。

それぞれ、はっきりしたからだの不調が原因ではあるのですが、ストレスへの耐性が弱く、人間関係がうまく築けないといった問題があることも多いのです。

良好な人間関係を築くには、自分が自分のことを好きだと思う気持ち＝自己肯定感がベースにある必要がありますが、いま、それが子どもに足りていないのではないかと感じています。

その理由が、子どもが親の愛情をしっかりと感じられない、愛着障害が起きているからではないかと思うのです。

これをお読みくださっている親御さんたちは、きっとみなさん、誰もが可愛いお子さんに、みなさんなりに、たっぷりと愛情をかけていらっしゃることと思います。

ですが、その愛情表現が、なぜか十分にお子さんたちに伝わっていないのかもしれません。

現代の忙しい生活では、家族そろって一緒に過ごす時間は短くなっていますね。生活が便利になった反面、失っているものはあるでしょう。

例えば、お子さんの健康に良かれと思って、安易に海外からサプリメントを購入されている親御さんをたまにお見かけします。また、お子さんが可愛いあまりに、好きな食べ物をついつい買って与えてしまうこともあるでしょう。便利な世の中だからこそ、簡単に調理ができる食べ物ですますのも、ある程度仕方がないこともあると思います。

ですが、まずは、情報過多の時代だからこそ、親御さんが、正しい情報から、可愛い我が子に正しい判断と選択をしてあげることこそ、本当の愛情かもしれません。時には、便利なものは上手に活用しながらも、その分、愛情のフォローも大切だと感じています。
そして、子どもに愛情を伝えられる一番のものが、毎日の食事なのだと思います。

お子さんはあなたにとって大切なだけではなく、これからの日本を背負っていく社会の宝物でもあります。

健康な心とからだで、持って生まれたお子さんの才能を発揮して幸せに育ってほしいですよね。

そのために大人ができるのは、栄養満点の食事を用意して、愛情をたっぷり注いであげることなのです。

私が前作でも今回の書籍でもこのように言えるのは、「分子整合栄養医学」に出会ったからであり、恩師である、みぞぐちクリニック

（旧新宿溝口クリニック）の溝口徹先生には感謝の念に堪えません。

栄養療法を実践して十数年が経ちましたが、この間、多くの患者様の不調を回復することができたのは私の喜びです。

次はみなさんの番です。

お子さんが元気な心とからだを取り戻し、ご家族に笑顔が増えることを心から願っています。

栄養療法実践医　梶　尚志

その海外製サプリメント本当に安全ですか？

インターネットの普及により、誰もが簡単に海外製サプリメントを輸入できるようになりました。しかし、次のような危険性があり、厚生労働省も注意を呼びかけています。

アミノ酸
B6

⚠ 日本の法律（食品衛生法）で販売が禁止されている成分が入っていることがあります。

⚠ 海外ではサプリメントであっても、医薬品成分が含まれていることがあります。

⚠ 正規の流通品とは異なる偽造品や劣化品の場合があります。

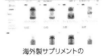

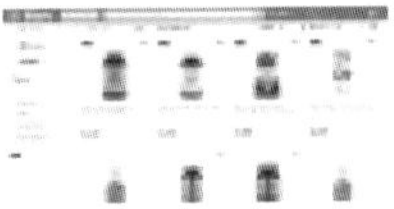

海外製サプリメントの
個人輸入サイト（例）

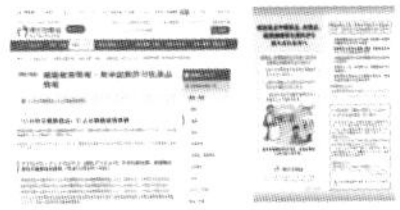

厚生労働省による注意喚起
（HP、パンフレット）

**インターネットの情報だけで
自己判断で使用するのは危険です！**

case ① アミノ酸キレート鉄*のサプリメント

貧血改善目的で使用されていますが、様々な不調が報告されています。

＊鉄とアミノ酸を結合した鉄のことで、天然には存在しない鉄です。日本では食品として認められていません。

鉄の吸収経路

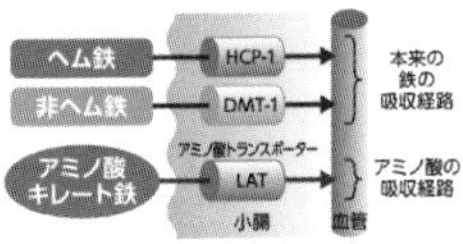
ヘム鉄
非ヘム鉄
アミノ酸キレート鉄
HCP-1
DMT-1
アミノ酸トランスポーター
LAT
小腸
血管
本来の鉄の吸収経路
アミノ酸の吸収経路

アミノ酸キレート鉄は、本来の経過ではなくアミノ酸の吸収経路から取り込まれていると考えられます。

フェリチンの値

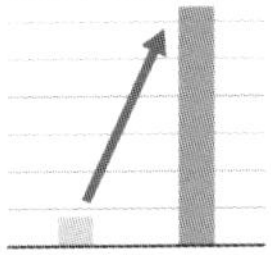

数ヶ月で、貯蔵鉄量と反映するフェリチン値が大幅に上昇します。

鉄過剰による炎症反応!?

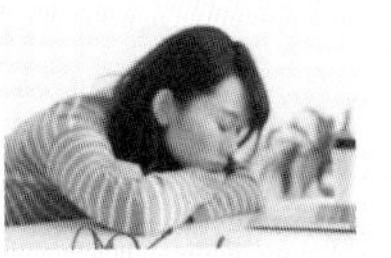

しかし、そのフェリチン値の急激な上昇は鉄過剰による炎症反応の可能性があります。

case ② ホスピタルダイエットと称する錠剤・カプセル剤

向精神薬や肥満抑制薬等が含まれており、死亡例を含む重大な健康被害が発生しています。

case ③ 中国製のダイエット食品や強壮用食品

甲状腺ホルモン等が含まれており、死亡例を含む重大な健康被害が発生しています。

**栄養療法のサプリメントは、梶の木内科医院が推奨する、
しっかりしたサポート体制のあるメーカーから
購入されることをお勧めします。**

海外製サプリメントを飲んで、万が一、健康被害等が起こった際に、
当院では一切のサポートができないことをご了承ください。

資料提供：株式会社MSS

参考文献一覧

Alexander K.C. Leung et al. Breath-Holding Spells in Pediatrics: A Narrative Review of the Current Evidence: Curr Pediatr Rev. 2019 Feb; 15(1): 22 - 29

Anna Dębińska et al. Fermented Food in Asthma and Respiratory Allergies—Chance or Failure? : Nutrients 2022, 14(7), 1420

Betsy Lozoff et al. Preschool-Aged Children with Iron Deficiency Anemia Show Altered Affect and Behavior: J Nutr. 2007 Mar; 137(3): 683 - 689.

Betsy Lozoff et al. Behavior of Infants with Iron-Deficiency Anemia: Child Development 1998 Feb; Vol.69, No.1: 24-36.

Heather A Gordon, et al. Clinically Significant Symptom Reduction in Children with Attention-Deficit / Hyperactivity Disorder Treated with Micronutrients: An Open-Label Reversal Design Study;J Child Adolesc Psychopharmacol. 2015 Dec; 25(10): 783 - 798

Hossam A Shaltout: Vitamin D Supplementation Improves Autonomic Response To Head Up Tilt In Adolescents Suffering From Orthostatic Intolerance: Hypertension. 2020; 76: AP198

Jonathan E. Prousky: Niacin for Detoxification: A Little-known Therapeutic Use: Journal of Orthomolecular Medicine 2011, Vol.26, No.2

Jorge Hevia-Orozco et al. Designing probiotic-containing fermented food to improve mental disorders derived from childhood emotional neglect: Front. Sustain. Food Syst, 2023 May; Vol.7

Magdalena Nowaczewska et al. The Role of Vitamin D in Primary Headache–from Potential Mechanism to Treatment: Nutrients. 2020 Jan; 12(1): 243

Maytinee Srifuengfung et al. Efficacy and acceptability of vitamin D supplements for depressed patients: A systematic review and meta-analysis of randomized controlled trials Nutrition. 2023 Apr; 108

Narumi Sugimori et al. Association between maternal fermented food consumption and infant sleep duration: The Japan Environment and Children's Study Plos one. 2019 October 4

Rohit Kumar Singh et al. Association between iron deficiency anemia and chronic daily headache: A case-control study Cephalalgia 2023, Vol.43(2) 1 - 10

Sunmin Park et al. Fermented food intake is associated with a reduced likelihood of atopic dermatitis in an adult population (Korean National Health and Nutrition Examination Survey 2012-2013): Nutrition Research 2016 Feb; Vol.36, Issue 2, 125 - 133

Velat Celik et al. Do traditional fermented foods protect against infantile atopic dermatitis: Pediatr Allergy Immunol 2019 Aug; 30(5): 540 - 546

Wilbald Lorri et al. An overview of the use of fermented foods for child feeding in Tanzania: Ecology of Food and Nutrition 1995 Vol.34, Issue 1

著者プロフィール

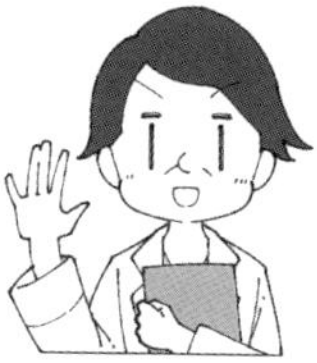

梶 尚志 —— かじ たかし

梶の木内科医院院長、栄養療法実践医
代表作：『え、私って、栄養失調だったの？その不調は病気でなく状態です！』（みらいパブリッシング）
1989年富山医科薬科大学（現富山大学）医学部卒業。2000年、岐阜県可児市に梶の木内科医院開設。年間約5万人の患者を診察する中で、通常の診察では解決できない不調が多いことに危機感を感じ、改善策を模索。分子整合栄養医学との出会いをきっかけに、不調の原因が栄養状態にあることを確信する。以来、栄養学的なアプローチから治療と生活指導を行い、不調の改善に取り組んでいる。

レシピ協力

伊藤華づ枝（いとうかづえ）
3ヶ月で子どもの心がやさしくなる食事・食育マスター
料理研究家 / 管理栄養士 / インターティアラ・お料理サロン主宰

白扇酒造株式会社（はくせんしゅぞうかぶしきがいしゃ）

國政陽子（くにまさようこ）
梶の木保育園管理栄養士

梶の木内科医院

梶の木内科医院は2000年7月7日（七夕）に開院しました。梶の葉は織姫の葉ともいわれています。織姫と彦星の深い愛と同様に、家庭医として地域の皆さまに愛と感謝を込め、一生涯のパートナーになるよう心がけています。

え、うちの子《こ》って、栄養失調《えいようしっちょう》だったの？
その不調《ふちょう》は食事《しょくじ》で改善《かいぜん》します！

2024年5月28日初版第1刷

著　者　梶尚志《かじたかし》
発行人　松崎義行
発　行　みらいパブリッシング
〒166-0003 東京都杉並区高円寺南4-26-12 福丸ビル6F
TEL 03-5913-8611　FAX 03-5913-8011
https://miraipub.jp　mail:info@miraipub.jp
編　集　とうのあつこ・神志那枝里
漫画/イラスト　ネットザマリオネット
ブックデザイン　洪十六
発　売　星雲社（共同出版社・流通責任出版社）
〒112-0005 東京都文京区水道1-3-30
TEL 03-3868-3275　FAX 03-3868-6588
印刷・製本　株式会社上野印刷所

ISBN978-4-434-33813-7　C2047

栄養 memo

栄養 memo